MIX
Papier aus verantwortungsvollen Quellen
Paper from responsible sources
FSC® C105338

Robin Junker

Zum Zusammenhang von Emotionsregulationsstrategien und Prüfungsangst

Diplomica® Verlag GmbH

Junker, Robin: Zum Zusammenhang von Emotionsregulationsstrategien und Prüfungsangst. Hamburg, Diplomica Verlag GmbH 2012

ISBN: 978-3-8428-9067-1
Druck: Diplomica® Verlag GmbH, Hamburg, 2012

Bibliografische Information der Deutschen Nationalbibliothek:
Die Deutsche Nationalbibliothek verzeichnet diese Publikation in der Deutschen Nationalbibliografie; detaillierte bibliografische Daten sind im Internet über http://dnb.d-nb.de abrufbar.

Die digitale Ausgabe (eBook-Ausgabe) dieses Titels trägt die ISBN 978-3-8428-4067-6 und kann über den Handel oder den Verlag bezogen werden.

Inhaltsverzeichnis

Zusammenfassung
Da gerade in den letzten Jahren durch die Reformierung und Evaluierung der Bildungssysteme der Leistungsdruck im Bildungskontext gewachsen zu sein scheint (vgl. Zeidner 1998, S. 6) und ein beachtlicher Teil von Heranwachsenden von Prüfungsangst betroffen ist (vgl. Lufi, Okasha & Cohen 2004, S.176), stellen sich die Fragen, inwiefern sich das Ausmaß der Prüfungsangst bei Personen unterscheidet und welche Rolle Emotionsregulation im Vorfeld und während der Prüfung dabei einnimmt. Im Rahmen dieser Untersuchung wurden insgesamt 38 Versuchspersonen beforscht, die im Rahmen einer Tagebuchstudie sieben Tage infolge vor einer Prüfung Auskunft über ihre Prüfungsangst und den Umgang mit ihren Emotionen gaben. Mit Hilfe der Mehrebenenmodellierung für Längsschnittdaten konnte ein signifikanter Anstieg der Prüfungsangst am Tag vor der Prüfung gefunden werden. Kognitive Neueinschätzung ging mit verringerten, expressive Suppression, soziale Unterstützung und Substanzmissbrauch gingen mit erhöhten Prüfungsangstwerten einher. Die Bedeutung dieser und anderer Ergebnisse wird diskutiert.

Abstract
As in recent years the pressure to perform in educational contexts has seemed to be grown by reforming and evaluating educational systems (cf. Zeidner, 1998, p. 6) and a significant proportion of adolescents are affected by test anxiety (cf. Lufi, Okasha, & Cohen, 2004, p.176), the question arises to what extent the level of test anxiety differs in individuals and what kind of role emotion regulation plays before and during the test. To explore the relationship between test anxiety and emotion regulation strategies 38 different subjects were examined, who gave information about their test anxiety and how to deal with their emotions as part of a diary study seven days before a test. With the help of multi-level modeling for longitudinal data, a significant increase in test anxiety can be found on the day before the exam. Cognitive reappraisal was associated with lower, whereas expressive suppression, social support and substance abuse were correlated with higher test anxiety scores. The implications of these and other results are discussed.

1. Einleitung

Dieses Buch beschäftigt sich mit der Frage, inwiefern sich die Ausprägung von Prüfungsangst und die Verwendung verschiedener Emotionsregulationsstrategien im Vorfeld und während einer Prüfung beeinflussen können.

Prüfungsangst ist mittlerweile zu einem bedeutsamen Faktor herangewachsen, der bei der Entwicklung und Etablierung von leistungsdiagnostischen Testverfahren in jedem Fall berücksichtigt werden sollte, da sich gerade in jüngster Zeit durch den Entwurf und die Evaluierung neuer didaktischer Programme und dem erhöhten öffentlichen Druck, eine höhere weiterführende Bildungsinstitution besuchen zu müssen, eine Atmosphäre etabliert hat, die von Heranwachsenden stärker mit Leistungsdruck assoziiert wird (vgl. Zeidner 1998, S. 6). Prüfungsangst, die wiederum häufig durch erhöhten Leistungsdruck begünstigt wird, führt in vielen Fällen zu schlechterer Leistung (vgl. Sparfeldt et al. 2005, S.226) und verreißt nicht selten ganze Bildungsbiographien (vgl. Neuderth, Jabs & Schmidtke 2009, S.785).

Obwohl noch keine ganz eindeutige Aussage darüber getroffen werden kann, wie viele Heranwachsende letztlich von Prüfungsangst betroffen sind – die Zahlen reichen von 10 % (vgl. Schaefer et al 2007, S.289) bis zu 52 % (vgl. LeBeau et al. 2010, S.155) – kann wohl trotzdem schwer abgestritten werden, dass die Beforschung der Entstehung

und Aufrechterhaltung von Prüfungsangst für das weitere Vorgehen mit dieser Thematik auf gesellschaftspolitischer und individueller Ebene eine wichtige Rolle spielt.
Da auf der Ebene der Kontextoptimierung (vgl. Zeidner 1998, S. S. 344) und der verhaltenstherapeutischen Behandlung (vgl. Ergene 2003, S.322) bereits klare Richtlinien für den Umgang mit prüfungsängstlichen Personen existieren, stellt sich jedoch vor allem die auf das Individuum gerichtete Frage, wie der Umgang mit auftretenden Emotionen die Angst im Vorfeld und während der Prüfung mindern oder verstärken kann, weil es Hinweise dafür gibt, dass zwischen der (Dys-)Regulation von Emotionen und der Ausprägung von Ängsten ein Zusammenhang besteht (vgl. Cisler, Olatunji & Lohr 2009, S.225).
Für die genaue Untersuchung dieser Fragestellung bot sich eine Längsschnittuntersuchung in Form einer Tagebuchstudie an, die über sieben aufeinanderfolgende Tage im Vorfeld einer Prüfung die Ausprägung der Prüfungsangst und die Verwendung verschiedener Emotionsregulationsstrategien von insgesamt 38 Versuchspersonen erheben sollte, um schließlich den Zusammenhang dieser Konstrukte über die Zeit hinweg errechnen zu können.
Bevor jedoch in diesem Buch auf das Untersuchungs- und Auswertungsdesign genauer eingegangen wird, werden im ersten, theoretischen Teil die Konstrukte „Emotionsregulation“ und „Prüfungsangst“ umfassend beleuchtet. Auf der Grundlage der bis dahin gesammelten Erkenntnisse werden dann die für die Erhebung relevanten Hypothesen generiert.
Im zweiten, methodischen Teil werden die in der Untersuchung verwendeten Methoden, die Stichprobe und die Untersuchungsprozedur näher beschrieben.
Im darauf folgenden Abschnitt werden die Ergebnisse der quantitativen Untersuchung differenziert dargelegt, bevor die gewonnenen Erkenntnisse schließlich, im letzten Teil, vor dem Hintergrund der theoretischen Kapitel diskutiert, reflektiert und bewertet werden.

2. Emotionsregulation

Um das Konzept der Emotionsregulation angemessen beleuchten zu können, wird es im ersten Abschnitt dieses Kapitels in Verbindung mit dem Emotionsbegriff vorgestellt. Weiterhin wird darauf eingegangen, welche Faktoren zur Entwicklung von spezifischen

Emotionsregulationsstrategien beitragen, bevor dann die kognitiven, emotionalen und behaviouralen Auswirkungen der Regulation von Emotionen erläutert werden.
Im nächsten Abschnitt wird in Bezug auf psychische Erkrankungen, im speziellen auf Angsterkrankungen, erklärt, wie eine dysfunktionale Emotionsregulation mit einem solchem Erleben und Verhalten verwoben sein kann.
Schließlich werden neuronale Hintergründe zum Thema der Emotionsregulation erläutert, wonach abschließend Möglichkeiten zur Messung verschiedener Emotionsregulationsstrategien vorgestellt werden.

2.1 Einordnung und Definition

Bevor der Begriff der Emotionsregulation erläutert wird, ist es bezüglich des besseren Verständnisses sinnvoll den Terminus der Emotion kurz zu umreißen.
Emotionen ermöglichen es einem Individuum jene umweltbezogenen Reize zu erkennen, die einem, beim Subjekt vorhandenen, Motiv oder Ziel gegenüber stehen oder sich zur Erfüllung eines Motivs oder Ziels anbieten (vgl. Holodynski & Oerter 2008, S.554). Die Emotionen manifestieren sich dabei auf psychischer, physischer und behaviouraler Ebene (vgl. Egloff 2009, S.488). In den meisten Fällen sind Emotionen mit Produkten und Prozessen sozialer Beziehungen verwoben (vgl. Morris et al. 2007, S. 362). Der Begriff „Emotion" ist jeweils vom „Affekt", einem rapiden, intensiven handlungsbezogenem Gefühlszustand, vom Begriff der „Stimmung", einem länger anhaltenden, weniger intensiven und nicht-objekt-bezogenen Gefühlszustand, und vom „Gefühl", das die subjektive Komponente einer Emotion beschreibt, zu unterscheiden (vgl. Sokolowski 2008, S.299).
Als wichtigster Indikator für die Entstehung einer Emotion wird von kognitivistischen Emotionsforschern die Einschätzung eines bestimmten Reizes genannt. Emotionen werden demnach dann hervorgerufen, wenn eine Person ein Ereignis oder eine Situation als wichtig für ihr Wohlbefinden und die Verwirklichung ihrer Ziele erachtet. Die Qualität und Intensität einer Emotion hängt also nicht primär von der Situation ab, sondern viel mehr von der Bewertung eines Objekts oder einer Situation durch die Person (vgl. Schmidt et al. 2010, S. 63). Dabei stellte Lazarus, einer der Pioniere in der Emotionsforschung, die Hypothese auf, dass nach jener primären Einschätzung, die sich auf die Wichtigkeit eines Ereignisses für das eigene Wohlbefinden bezieht, eine sekundäre Einschätzung folgt, die abwägt, ob genügend Ressourcen vorhanden sind, um das Ereignis zu bewältigen (vgl. ebd., S. 64). Es wird häufig zwischen zwei Arten

von Emotionen unterschieden. Auf der einen Seite existieren die sechs so genannten Basisemotionen, die in allen Kulturen aufzufinden sind. Dazu gehören Freude, Trauer, Ärger, Angst, Ekel und Überraschung (vgl. Sokolowski 2008, S.300f). Auf der anderen Seite werden, meist erst ab dem Jungendalter eine Reihe von Emotionsschemata ausgebildet, die emotional komplexer sind und gemeinsam mit vielschichtigen kognitiven Strukturen, wie inneren Bildern, Bewertungen und Erwartungen, aktiviert werden (vgl. Izard et al. 2008, S.157f).

Emotionen an sich werden, je nach Forschungstradition, als biologische Zustände, kognitiv beeinflusste Prozesse, individuelle Konstruktionen oder als gemeinschaftlich geschaffene Konstruktionen gesehen (vgl. Gross & Barett 2011, S.10f).

Da Menschen jeden Tag einer Vielzahl emotional stimulierender Reize ausgesetzt werden (vgl. Williams et al. 2009, S. 847), stellt sich die Frage wie mit diesen Reizen umgegangen werden kann. Die Emotionsprozesse können dabei reguliert bzw. kontrolliert werden (vgl. Egloff 2009, S. 714). Einer der wichtigsten Gründe, warum Emotionen häufig reguliert werden, ist die Einhaltung der Darbietungsregeln der jeweiligen Gesellschaft (vgl. Holodynski & Oerter 2008, S.560), die auch als Ankerpunkt des gesellschaftlichen Funktionierens bezeichnet wird (vgl. Izard et al. 2008, S.156). Schon in der Frühgeschichte vieler europäischer und asiatischer Traditionen spielt die Emotionsregulation daher eine bedeutsame Rolle. Eine Vielzahl von östlichen bzw. asiatischen intellektuellen Traditionen betonen die emotionale Kontrolle und lehren bestimmte Praktiken zur Kontrolle emotionaler Zustände (vgl. Weems & Pina 2010, S.1f).

In der frühen Psychologie beschäftigte sich bereits Freud im weitesten Sinne mit dem Konzept der Emotionsregulation. Sigmund und Anna Freuds Psychoanalyse unterstellte dem Menschen die Verwendung spezieller Strategien - genannt Abwehrmechanismen -, die dazu dienen sollten bestimmte Erfahrungen oder Empfindungen so zu verändern, dass sie in die Realität eines Individuums integriert werden können (vgl. Waldinger & Schulz 2010, S. 292).

Sehr wichtig für das heutige Bild der Emotionsregulation war vor allem, dass Rothbart und Derryberry 1981 das Temperament einer Person als emotionale Reaktivität definierten. Block und Block postulierten fast zeitgleich, dass ein positiver psychischer Ausgangszustand von einem optimalen Maß an Kontrolle und Anpassung abhängt. Parallel dazu wurde in der klinischen Psychologie durch Autoren wie Beck und Ellis immer mehr die gegenseitige Beeinflussung von Kognitionen und Emotionen betont und klargestellt, wie übertriebene dysfunktionale Kognitionen zu negativen Gefühlszuständen führen können. Bis zum heutigen Zeitpunkt entwickelt sich das Feld stetig weiter (vgl. Weems & Pina 2010, S.2).

Der Prozess der Emotionsregulation lässt sich neben vielen anderen Vorgängen wie Zielorientierung, Selbstevaluation oder Bewältigungsverhalten dem Begriff der Selbstregulation unterordnen. Die Selbstregulation organisiert, prüft, verändert und bewertet Handlungen mit dem Ziel des Erreichens, Beibehaltens und Wiedergewinnens von erwünschten Selbst-Zuständen (vgl. Lindenberger & Schaefer 2008, S.399).

In der psychologischen Fachliteratur wird unter dem Begriff der Emotionsregulation etwa seit den 1990er-Jahren die Beeinflussung der Stärke, Länge und Expressionsart einer momentan entstehenden oder bevorstehenden Emotion mit Hilfe von bestimmten intra- oder interpersonalen Aktionen verstanden (vgl. Holodynski & Oerter 2008, S.566).

Thompson merkte 1994 an, dass sich Emotionsregulation durch nach innen und außen gerichtete Prozesse manifestieren kann. Dabei werde dem Ziel nachgegangen, bestimmte Gefühlen zu generieren, aufrecht zu erhalten und zu beenden (vgl. Morris et al. 2007, S. 363).

McDonough, Carlson & Cooper 1994 sahen in der Fähigkeit zur Emotionsregulation auch einen sozialen Aspekt, da durch diese ermöglicht wird, trotz negativer Emotionen oder durch die Aufrechterhaltung von positiven Emotionen, sozial konstruktiv zu handeln (vgl. McDonough, Carlson & Cooper 1994, S.82).

Im Jahr 2002 ergänzten Gross und Thompson den Gesichtspunkt, dass die damit verbundenen Prozesse sowohl kontrolliert als auch automatisch ablaufen können und auf einen oder mehrere Punkte der Emotionsentstehung Einfluss haben können (vgl. Phillips, Ladouceur & Drevets 2008, S. 833).

Der erfolgreiche Einsatz von Emotionsregulationsstrategien spielt eine wichtige Rolle bei der Entstehung von Wohlbefinden, allgemeiner emotionaler Reaktivität und dem Erreichen von Zielen (vgl. Waldinger & Schulz 2010, S. 293).

Dieser stellt auch eine wichtige Entwicklungsaufgabe in der Identitätsbildung eines Jugendlichen dar (vgl. Oerter & Dreher 2008, S.316). Sie befähigt das Individuum nicht nur dazu, mit spezifischen Umwelt-Einflüssen und den dadurch entstehenden Emotionen in adäquater Weise umzugehen (vgl. Dunn et al. 2009, S.761), das nicht direkte Ausdrücken von negativer Emotionalität steht zudem für physische Gesundheit

und kann nach außen hin evolutionär vorteilig wirken (vgl. Keller & Otto 2009, S.1003).
Die Emotionsregulation kann nebenbei auch als Werkzeug zur Selbstdarstellung oder Bewahrung des Selbstwertes verwendet werden (vgl. Egloff 2009, S.515).
Von Emotionsregulation abzugrenzen ist das relativ verwandte Konzept des „Coping" (vgl. Schmidt et al. 2010, S. 64), das sich auf die kognitiven und verhaltensbezogenen Bemühungen bezieht, durch die versucht wird, spezifische externale und/oder internale Ereignisse, die als anstrengend oder außergewöhnlich eingeschätzt werden, zu bewältigen. Anders als bei dem Konzept der Emotionsregulation bezieht sich Coping neben Empfindungen eher auf Erfahrungen und umfasst nur die Bewältigung negativer Ereignisse und Empfindungen (vgl. Watson & Sinha 2008, S.223).
Es gab bisher einige Bemühungen, die verschiedenen Emotionsregulationsstrategien zu kategorisieren. Einen ersten deskriptiven Ansatz lieferten Thayer, Newman und McCline im Jahr 1994 mit Hilfe einer Faktorenanalyse, die neben aktiver Emotionsregulation, angenehme Aktivitäten und Ablenkung, passive Emotionsregulation, soziale Unterstützung und Belohnung, direkte Spannungsreduktion und Vermeidung bzw. Rückzug als verschiedene Kategorien unterteilte (vgl. Egloff 2009, S.491f).
Ein weiterer Einteilungsversuch von Holodynski aus dem Jahr 2006 teilt die Strategien in verhaltensbezogene, symbolische und antezedente (im Voraus wirkende) Strategien ein, die allesamt interpersonal selbst initiiert, interpersonal fremd initiiert oder intrapersonal verwendet werden können (vgl. Holodynski & Oerter 2008, S.567).
Eine der aufwendigsten Analysen zur Kategorisierung der Emotionsregulationsstrategien stammt von Prakinson und Totterdell aus dem Jahr 1999. Dabei entstand auf der Grundlage einer Clusteranalyse von 162, in Fragebögen und Gruppendiskussionen erhobenen, voneinander abgetrennten Strategien eine Vier-Felder-Tafel, die sich durch die Unterscheidung der Dimensionen Vermeidung vs. Engagement und kognitiv vs. verhaltensbezogen charakterisieren lässt (vgl. Egloff 2009, S.492).
Neben den deskriptiven Ansätzen wurde von Gross im Jahr 2002 auch ein Prozessmodell entwickelt, das die zeitliche Reihenfolge der Verwendung spezifischer Emotionsregulationsstrategien darstellt. Nachdem eine bestimmte Situationsauswahl getroffen wurde und die damit verbundenen ersten emotionalen Prozesse aktiviert wurden, besteht die Möglichkeit zur Situationsmodifikation, zur Veränderung des

Aufmerksamkeitsfokus' oder zur kognitiven Neueinschätzung der Situation. Diese antezedenten Strategien regulieren die Emotion bevor sie in ihrer Vollständigkeit aktiviert wurde. Nach der Aktivierung der Emotion ist es nur noch möglich, eine reaktionsfokussierte Emotionsregulationsstrategie zu verwenden, die die Art und Weise des Emotionsausdrucks beeinflusst. Gross vermutet, dass antezedente Strategien effektiver sind, da sie ansetzten, bevor die eigentliche Emotion ausgelöst wird (vgl. Schmidt et al. 2010, S. 64). Es sprechen bisher mehrere Untersuchungen für diese Hypothese. Kognitive Neueinschätzung war im Gegensatz zur expressiven Suppression, also der Unterdrückung von bereits ausgelösten Gefühlen, in den meisten Fällen effektiver bei der Regulierung von negativen Emotionen (vgl. Ehring et al. 2010, S.563). Bei der Unterdrückung der schon ausgelösten Emotion mussten nicht nur höhere physiologische Einbußen in Kauf genommen werden, Versuchsteilnehmer[1] konnten sich auch schlechter an die Reize erinnern, die die spezifischen Emotionen ausgelöst hatten (vgl. Egloff 2009, S. 718f). Wenn es jedoch um besonders ausgeprägte negative Gefühlsreize geht, die nicht antezedent verarbeitet werden können, kann die Unterdrückung der Emotionen möglicherweise auch von Vorteil sein (vgl. Dunn et al. 2009, S.762).

2.2 Entwicklungsbedingungen

Wenn man sich mit der Frage beschäftigt, wie es zu Unterschieden in der Verwendung von Emotionsregulationsstrategien kommt, fällt auf, dass eine Reihe von Einflussfaktoren auf die Entwicklung der Strategien existiert.

Zum einen ist das angeborene emotionale Reaktivitätsniveau zu nennen, das dazu führen kann, dass bestimmte Kinder durch ihr neuronales Erregungsniveau schneller negative Emotionen wie Ärger, Frustration oder Angst empfinden als andere Kinder. Vor allem bei diesen Kindern spielt das Erlernen von verschiedensten Emotionsregulationsstrategien eine wichtige Rolle für die spätere gesellschaftliche Integration (vgl. Morris et al. 2007, S. 373). Auch auf der Grundlage späterer Persönlichkeitsmessungen konnten Zusammenhänge zur Emotionsregulation gefunden werden. Die Fähigkeit zur schnellen Regulation geht dabei mit einem niedrigeren Level auf dem Faktor „Neurotizismus" einher, was möglicherweise teilweise durch den eben genannten dispositionellen Faktor der emotionalen Reaktivität zu erklären ist (vgl. Larcom & Isaacowitz 2009, S.739).

[1] Obwohl aus Gründen der Lesbarkeit im Text die männliche Form gewählt wurde beziehen sich die Angaben auf Angehörige beider Geschlechter.

Bei der Wahl spezieller Strategien spielt das Geschlecht scheinbar auch eine Rolle. Weibliche Probanden wandten in einer Untersuchung eher sozial orientierte, Männer eher instrumentelle Strategien wie Ablenkung oder Problemlösung an (vgl. Morris et al. 2007, S. 374).

Neben diesen Faktoren hängt die effektive Nutzung von spezifischen Emotionsregulationsstrategien auch von der allgemeinen kognitiven Kontrolle und Fähigkeit ab, Emotionen voneinander abzugrenzen (vgl. Tottenham, Hare & Casey 2011, S.1). Daneben spielen auch die Fähigkeit zur Aufmerksamkeitsfokussierung (vgl. Wadlinger & Isaacowitz 2011, S.101) und zur körperlichen und geistigen Achtsamkeit (vgl. Berking & Znoj 2006, S.307) eine wichtige Rolle. Auch Introspektion kann einer Person vor allem bei negativen Emotionen helfen, ihre emotionale Erregung zu regulieren (vgl. Herwig et al. 2010, S.737). Zudem kann das Wissen über Emotionen und die zu verwendenden Strategien einer Person bei der Verminderung von negativer Erregung hilfreich sein (vgl. Izard et al. 2008, S.162).

Schließlich spielt auch das Maß der Ausprägung der Theory-Of-Mind eine wichtige Rolle bei der Emotionsregulation. Möglicherweise werden die vorherrschenden Darbietungsregeln durch sie besser verstanden (vgl. Mackowiak & Lenging 2011, S.107).

Wenn man sich der Frage widmet, wie diese intraindividuellen Unterschiede zustande kommen, spielt neben den dispositionellen Eigenschaften auch die Umwelt, allen voran die Familie, eine wichtige Rolle.

Kinder lernen Emotionsregulation in erster Linie durch Imitation der Eltern. Es werden nicht nur die elterlichen Emotionen, sondern auch ihr Umgang mit Gefühlen, nachgeahmt (vgl. Morris et al. 2007, S. 365). Weiterhin beeinflussen die Eltern ihre Kinder direkt durch ihre Reaktionen und durch Anweisungen, Gefühle auf eine bestimmte Art und Weise zu regulieren. Wenn ein Junge sich beispielsweise bei einer sportlichen Aktivität verletzt, kurz darauf anfängt zu weinen und der Vater bei dem Versuch des Jungen umsorgt zu werden entgegnet „Männer weinen nicht!“, dann ist dies ein gutes Beispiel für eine direkte Anweisung zur regulativen Reaktion. Die darüber liegende „metaemotionale Philosophie“ wird in der Erziehung implizit mitvermittelt (vgl. ebd., S. 366f).

Auch die Bindung zwischen Eltern und Kind ist ein wichtiger Einflussfaktor bei der Entstehung verschiedener Emotionsregulationsstrategien. Eine sichere Bindung ermöglicht dem Heranwachsenden nicht nur besser negative Gefühle wahrzunehmen, über sie zu sprechen (vgl. Waters et al. 2009, S.46) und gemeinsam eine konstruktive Problemlösung zu finden (vgl. Kobak et al. 1993, S.242), sie ermöglicht auch insgesamt eine bessere Entwicklung verschiedener Strategien (vgl. Allen & Miga 2010, S.185). Im Gegensatz dazu zeigen Kinder mit einem unsicheren Bindungsstil zu ihrer Bezugsperson, meist aufgrund der fehlenden Sensivität und/oder Responsivität der Eltern (vgl. Morris et al. 2007, S. 368f), eher dysfunktionale Kommunikationsstile (vgl. Kobak et al. 1993, S.242), häufiger negative Affekte (vgl. Ekas et al. 2012, S.278), eine schlechtere emotionale Kontrolle (vgl. Graziano, Keane & Calkins 2010, S.343) und eine schlechtere allgemeine Entwicklung von Emotionsregulationsstrategien (vgl. Mirabile et al. 2009, S. 29).

Indirekt wirken auch elterliche Charakteristiken wie der Bindungsstil der Eltern (vgl. Kobak et al. 1994, S. 561) und die psychische Gesundheit der Mutter (vgl. Blandon et al. 2008, S.1110) - wobei vor allem Kinder von depressiven Müttern eher selbstgerichtete Strategien der Selbstberuhigung zeigten (vgl. Manian & Bornstein 2009, S.1418)- auf die Entwicklung der Strategien ein.

Neben den Eltern beeinflusst auch eine mögliche Imitation der Geschwister die Entwicklung der Emotionsregulationsstrategien. Mädchen verhalten sich im Umgang mit ihren jüngeren Geschwistern responsiver und konnten die Emotionen eines Säuglings besser und schneller regulieren als Jungen (vgl. Fabes et al. 1994, S.1678).

Auch andere Umweltbedingungen können den Entwicklungsstand der Strategien beeinflussen. Vor allem spielen Freunde eine wichtigere Rolle beim Umgang mit Emotionen (vgl. Holodynski & Oerter 2008, S.569).

Zudem beeinflusst der kulturelle Rahmen die Regulation von Gefühlen. Neben der emotionalen Bewertung eines Reizes, der Speicherung spezifischer Informationen und der dazu gehörigen physiologischen Reaktion, kann auch der Umgang mit Emotionen im gesellschaftlichen Sinne kulturell tradiert werden (vgl. Ulich 2003, S.50). Ein gutes Beispiel dafür ist der interkulturelle Vergleich von Emotionsregulationsstrategien. Aus Afrika stammende Versuchspersonen verwendeten beispielsweise eher Strategien wie das Aufsuchen von physischem Komfort oder Selbstberuhigung als jene Probanden, die aus Europa stammten (vgl. Supplee et al. 2009, S.405).

Die verschiedenen Strategien werden außerdem durch den Umgang in intimen Beziehungen, bei denen meist eher sozial bezogene Strategien verwendet werden, und während der Kommunikation in distanzierten Beziehungen, wie etwa beim Umgang mit einer Autoritätsperson, durch eher selbstgerichtete Strategien, ausgeprägt (vgl. Martini

2011, S.130f).

Wenn man die Entwicklung der Emotionsregulation über die Lebensspanne hinweg betrachtet, fällt auf, dass der Umgang mit Emotionen, der anfangs nur mit Hilfe des dyadischen Beziehungsgeflechtes zur Bezugsperson funktioniert (vgl. Manian & Bornstein 2009, S.1410), mit dem steigenden Alter erst an Peers ausgerichtet wird und schließlich zunehmend selbstständig abläuft (vgl. Allen & Miga 2010, S.185). Es wirkt sich positiv auf die Entwicklung der Strategien aus, wenn die Eltern zum richtigen Zeitpunkt das selbstständige Verwenden der Strategien des Kindes erwarten (vgl. Mirabile et al. 2009, S. 20f).

Während der frühen Kindheit richten sich Emotionsregulationsstrategien überwiegend auf Basisemotionen aus. Durch die steigenden kognitiven Möglichkeiten der sich entwickelnden exekutiven Kontrollprozesse, fällt es dem Kind zunehmend leichter, Informationen selbstständig so zu verarbeiten, sodass eine bestimmte Emotion aktiviert werden kann, um eine andere zu regulieren (vgl. Izard et al. 2008, S.157).

Bei der späteren Entwicklung von emotionalen Schemata, die in ihrer Erscheinung auch positive und negative Gefühlsfassetten in sich vereinen können (vgl. Hay & Diehl 2011, S.166), bilden wahrnehmungsbezogene und kognitive Prozesse die Hauptwerkzeuge zur Regulation (vgl. Izard et al. 2008, S.157f).

Der zunehmende Anstieg der selbstständigen und variationsreicheren Emotionsregulation vom Säuglings- zum Kleinkindalter hin, wird nicht zuletzt durch die Drosselung der emotionalen Impulsivität (vgl. Graziano, Keane & Calkins 2010, S.342) und der damit verbundenen geringeren emotionalen Reaktivität (vgl. Allen & Miga 2010, S.185) begünstigt.

Was das Wissen über bestimmte regulative Strategien angeht, entwickeln Kinder schon ab dem fünften Lebensjahr eine genaue Vorstellung darüber, welche Kognitionen verwendet werden müssen, um negative Emotionalität zu verringern (vgl. Davis et al. 2010, S.509). Teilweise konnten sogar Dreijährige Vorstellungen über Emotionsregulationsstrategien äußern. Gegenüber Erwachsenen glaubten Kinder jedoch noch an relativ ineffektive Strategien (vgl. Dennis & Kelemen 2009, S.243).

Mit dem steigenden Alter wird die Regulation von Emotionen immer effektiver und schneller. Außerdem halten die Regulierungen im höheren Erwachsenenalter länger an (vgl. Larcom & Isaacowitz 2009, S.739). Ältere Personen suchen dabei schneller positiv stimmende Objekte auf als jüngere Personen (vgl. Isaacowitz et al. 2009, S. 994f).

Insgesamt sinkt also im Laufe des Lebens die negative Emotionalität, da die Verwendung von passenden Emotionsregulationsstrategien konsequent steigt (vgl. Blandon et al. 2008, S.1110 / Hay & Diehl 2011, S.168).

2.3 Auswirkungen

Die Verwendung von Emotionsregulation hat Auswirkungen auf verschiedene Ebenen des Verhaltens und Erlebens eines Menschen.
In erster Linie bewirkt der Einsatz einer Emotionsregulationsstrategie in den meisten Fällen die Reduzierung der subjektiv erlebten negativen Emotionalität (vgl. Walter et al. 2009, S.1). Dies wird vor allem bei nach innen gerichteten, kognitiv assoziierten Strategien ermöglicht (vgl. Pennebaker 1993, S.546). Durch kognitive antezedente Strategien können physiologische Werte, die mit Stress zusammen hängen, leicht herunterreguliert werden (vgl. Driscoll, Tranel & Anderson 2009, S.61).
Reaktionsfokussierte Strategien besitzen diesen Effekt in der Regel nicht. Sie führen zwar zu einer geringeren Gefühlsexpression und zu einer verminderten körperlichen Aktivität, jedoch sind sie auch mit einem Anstieg der Funktionen des sympathischen kardiovaskulären Nervensystems verknüpft, was vermuten lässt, dass sie nicht das tatsächliche Gefühl, sondern nur die damit verbundene Expression unterdrücken (vgl. Roberts, Levenson & Gross 2008, S.82).
Adaquate Emotionsregulation hat aber auch einen weitreichenden Einfluss auf die soziale Umwelt eines Individuums. Die dazu gehörigen Prozesse beginnen bereits während der Kindheit. Kinder, die Emotionen effektiver regulieren, können sich bereits in der Schule und im familiären Kontext besser anpassen und werden von Bezugspersonen als sozial kompetenter bewertet (vgl. Oerter 2008, S.259). Tatsächlich konnten Studien bereits die Hypothese bekräftigen, dass die spätere soziale Kompetenz stark davon abhängt, inwiefern Kinder in Konfliktsituationen häufiger auf kognitive Ablenkungsstrategien und seltener auf emotionsintensivierende Verhaltensweisen zurückgreifen (vgl. Mirabile et al. 2009, S. 21 / Dennis & Kelemen 2009, S.243). Auch die Kommunikation und der Sinn für familiäre Beziehungsgeflechte wurden durch adaptive Emotionsregulationsstrategien positiv beeinflusst (vgl. McDonough, Carlson & Cooper 1994, S.82).
Neben sozialen Faktoren werden auch kognitive Prozesse durch die Art und Weise der Emotionsregulation beeinflusst. Die Regulierung führt bei jungen Erwachsenen noch zu temporären kognitiven Leistungseinbußen, wohingegen sich dieser Effekt bei älteren Erwachsenen nicht replizieren lässt (vgl. Scheibe & Blanchard-Fields 2009, S.222).

Bezogen auf die Wahrnehmung hängt die Verarbeitungsgeschwindigkeit von Informationen stark davon ab, wie kongruent diese zu der Emotion stehen, die man mit Hilfe der Regulationsstrategie einleitet (vgl. Deveney & Pizzagalli 2008, S.435).
Bei der Verwendung effizienter Strategien werden auch weniger riskante und mehr zielgerichtete Entscheidungen getroffen, was mit der Verringerung der Emotionalität zusammenhängen kann (vgl. Martin & Delgado 2011, S.2578).
Zuletzt beeinflusst der Umgang mit Emotionen auch die Effektivität von Lernvorgängen (vgl. Knollmann 2006, S.113).

2.4 Emotionsregulation und psychische Krankheiten

Dass das Erlernen angemessener Emotionsregulationsstrategien für die Psyche des Menschen wichtig ist, sieht man, wenn man versteht, wie viele psychische Störungsbilder, allen voran Angststörungen, mit einer Fehlanpassung bezüglich der Verwendung von bestimmten Strategien verknüpft sein können.
Allgemein gesehen ist die Dysfunktionalität von Emotionsregulation mit psychischen Krankheiten, vor allem mit affektiven und angst-bezogenen Störungsbildern, verbunden (vgl. Walter et al. 2009, S.1), die allesamt gemeinsam haben, dass positive Emotionen herunter reguliert werden (vgl. Eisner, Johnson & Carver 2009, S.649).
Vor allem die Verwendung von kognitiver Neueinschätzung trägt zur psychischen Gesundheit bei (vgl. Hopp, Troy & Mauss 2011, S.538f).
Angststörungen, wie spezifische Phobien, können ganz allgemein durch eine emotionale Dysregulation begünstigt werden (vgl. Cisler, Olatunji & Lohr 2009, S.225). Entweder werden seltener emotionale Regulationsstrategien verwendet (vgl. Eftekhari, Zoellner & Vigil 2009, S.577) oder es wird verstärkte Angst dadurch hervorgerufen, dass die Betroffenen glauben, die auftretenden negativen Gefühle schlechter regulieren zu können und dass das Erleben von Angst zu weiteren schweren Konsequenzen führt (vgl. Catanzaro 1993, S.329).
Eine häufig verwendete Emotionsregulationsstrategie von Personen mit Angststörungen ist die Vermeidung von Situationen, welche die spezifischen Emotionen auslösen könnten. Die Vermeidung wird jedoch häufig so rigide und unflexibel durchgeführt, dass die Betroffenen stark darunter leiden (vgl. Olatunji, Forsyth & Feldner 2007, S.258).
Ängstliche Personen berichten retrospektiv bezogen auf vergangene Stunden auch mehr intensive nervöse, traurige oder aufgebrachte Gefühle als gesunde Probanden, obwohl es bei der regelmäßigen Befragung zum Ist-Zustand keine bedeutsamen Unterschiede

existieren (vgl. Tan et al. 2012, S.197).
Die expressive Suppression hat in klinischen Untersuchungen zu keiner Verbesserung des Zustandes geführt. Obwohl sie die Angst verringern soll, führt sie eher dazu, dass die Angst- und Stresssymptome ansteigen. Die kognitive Neueinschätzung führt dagegen in den meisten Fällen zur Verringerung der Angst und zu besserer kognitiver Funktionalität (vgl. Amstadter 2008, S. 216f).
Depression wurde in Bezug auf die verwendeten Emotionsregulationsstrategien auch häufig untersucht. Je schwerer eine Depression ausgeprägt ist, desto schlechter ist in den meisten Fällen die Fähigkeit zur Emotionsregulation ausgebildet (vgl. Erk et al. 2010, S.15731ff / Kovacs, Joormann & Gotlib 2008, S.154). Auch bei der Auswahl der Strategien hängen schlechter angepasste Strategien signifikant mit Depressivität zusammen (vgl. Czaja, Rief & Hilbert 2009, S.356). Depressive Personen verwendeten beispielsweise häufiger expressive Suppression (vgl. Ehring et al. 2010, S.563 / Joormann & Gotlib 2010, S. 281) und die aktive Unterdrückung von Gedanken (Horn & Hautzinger 2003, S.136). Bei Mädchen konnte man auf Grundlage der in der Kindheit verwendeten Strategien sogar die Wahrscheinlichkeit für depressive Symptome im Jugendalter voraussagen. Dabei stellt ein Mangel positiver Emotionsexpressionen einen Risikofaktor für spätere Depressionssymptome dar (vgl. Feng et al. 2009, S. 807).
Auch Essstörungen wurden in Bezug auf ihre Verbindung zur Emotionsregulation untersucht. Dabei konnte die Hypothese bekräftigt werden, dass Kinder mit impulsiven „Fressattacken" insgesamt schlechter angepasste Strategien, vor allem in Bezug auf die Regulierung von Angst, verwenden (vgl. Czaja, Rief & Hilbert 2009, S.359f).
Ebenfalls konnte die posttraumatische Belastungsstörung mit Defiziten im Umgang mit Emotionen in Verbindung gebracht werden. Auch hier hängen seltene und ineffektive Regulierungsversuche mit einer höheren Ausprägung des Krankheitsbildes zusammen (vgl. Eftekhari, Zoellner & Vigil 2009, S.577). Betroffene verwenden auch häufiger dysfunktionale Strategien wie expressive Suppression oder Vermeidungsverhalten (vgl. Amstadter & Vernon 2008, S.284f) und berichten von einer verminderten Fähigkeit zur Selbstberuhigung (vgl. Müller et al. 2007, S.364).
Bezüglich der Impulsivität, die mit unvorteilhafter Regulation von Emotionen in Verbindung steht, zeigt auch die Borderline-Persönlichkeitsstörung eine klare Beziehung zu dysfunktionaler Emotionsregulation (vgl. Hughes et al. 2012, S. 21), bei der auch selbstverletzendes Verhalten häufig als Symptom beschrieben wird, das

ebenfalls mit misslungenen Regulationsstrategien zusammenhängt (vgl. Klonsky 2009, S.266).
Insgesamt kann man also zusammenfassen, dass sich psychische Erkrankungen und die Wahl dysfunktionaler oder fehlender Emotionsregulationsstrategien gegenseitig in vielerlei Hinsicht begünstigen können.

2.5 Neurologischer Hintergrund

Obwohl dies primär kein neurologisches Buch ist, ist es für die spätere Generierung der Forschungshypothesen sinnvoll, die grundlegenden neuronalen Wirkungsmechanismen zur Emotionsregulation zu kennen.
Emotionsregulation und die Entwicklung von Emotionen sind nicht nur distinkte psychologische Konzepte, sie spielen sich auch in unterschiedlichen Arealen des Gehirns ab (vgl. Cisler et al 2010, S.75). Bei der Entstehung von Emotionen wird ein Reiz-Ereignis durch den Thalamus aufgenommen und eingeordnet und durch die Amygdala werden die erforderlichen negativen Emotionen eingeleitet, die sich dann auf behaviourale, autonome und endokrine Systeme auswirken. Bei der bewussten Reflexion der Gefühle, einschließlich der Emotionsregulation, werden die Reize zwischen der Einordnung des Thalamus und der Emotionsauslösung durch die Amygdala von präfrontalen Kortexregionen verarbeitet (vgl. Sokolowski 2008, S.306). Dazu konnte in vielfachen Untersuchungen gezeigt werden, dass bewusste Emotionsregulation zum bewussten Reduzieren negativer Gefühle und den dazugehörigen emotionalen Reaktionen in der Amygdala führt (vgl. Walter et al. 2009, S.1).
Wenn man die dabei wirkenden Mechanismen genauer betrachtet, sollte man sowohl die Funktionsweise der Amygdala und des präfrontalen Kortex', wie auch die neuronalen Bedingungen unter verschiedenen Emotionsregulationsstrategien näher beleuchten.
Die Amygdala, die auch als Mandelkern bezeichnet wird und zum limbischen System gehört, ist in enormer Weise bei der Generierung und Verarbeitung von negativen Gefühlen, wie Angst und Stress (vgl. Olmos-Serrano & Corbin 2011, S.365), und bei dem Erlernen, Regulieren und Speichern von Reiz-Reaktions-Verbindungen beteiligt (vgl. Hamm & Weike 2005, S.6).
Sie lässt sich in verschiedene Kerne unterteilen. Der laterale Nucleus der Amygdala empfängt den sensorischen Input. Die Information wird weitergeleitet zum zentralen Nucleus, der Outputs zu jenen Regionen besitzt, die die physiologischen Reaktionen

der Emotionen kontrollieren können. Informationen zur möglichen Handlungsbereitschaft werden vom lateralen Nucleus an den basalen Nucleus der Amygdala weitergeleitet, der dann wiederum die Informationen an das Striatum weitergibt. Die dazwischen liegenden Zellmassen beinhalten bereits gelernte Reiz-Reaktions-Verbindungen (vgl. Hartley & Phelps 2010, S. 144).
Sobald angstauslösende Reize in der Umwelt erkannt werden, führt dies zu einer verstärkten Aktivierung der Amygdala (vgl. Olmos-Serrano & Corbin 2011, S.365), welche durch verschiedene Emotionsregulationsstrategien wieder zum Ausgangsniveau zurückgeführt werden kann (vgl. Walter et al. 2009, S. 6) .
Die dauerhaft erhöhte Aktivierung der Amygdala kann zu einer Vergrößerung des Mandelkernes führen. Dies kann man bei Untersuchungen beobachten, bei denen Kinder mit frühen entwicklungsbezogenen Missständen, wie dem Aufwachsen ohne feste Bezugsperson, eine größere Amygdala, ineffektivere Emotionsregulation und erhöhter Ängstlichkeit aufwiesen (vgl. Tottenham et al. 2010, S.1467).
Um den neuronalen Vorgang der Emotionsregulation zu verstehen, ist es auch von Vorteil, die Funktionsweise verschiedener Areale zu kennen, die zum präfrontalen Kortex gehören. Dass dieser die Ausprägung einer Emotion entscheidend regulieren kann, bestärkt der Befund, dass eine höhere präfrontale EEG-Aktivität mit höherem Erfolg bei der Emotionsregulation verbunden war. Der präfrontale Kortex reflektiert dabei auch den situationalen Kontext (vgl. Dennis & Solomon 2010, S.456). Genauer genommen sprechen viele Studien dafür, dass der Emotionsregulationsprozess im dorsolateralen präfrontalen Kortex initiiert wird (vgl. Wager et al. 2008, S.1037). Diese Region ist stark verbunden mit der Fähigkeit zur exekutiven Kontrolle (vgl. Phillips, Ladouceur & Drevets 2008, S. 831), wobei eine direkte neuronale Verbindung zur Amygdala nicht zu erkennen ist. Da während der Emotionsregulation zusätzlich der mediale präfrontale Kortex aktiviert ist, nimmt man an, dass dieser die Impulse des dorsolateralen präfrontalen Kortex' an die Amygdala weiterleitet (vgl. Heatherton 2011, S.374). Die Qualität dieser Verschaltung entscheidet über das Ausmaß der Kontrolle über emotional negativ erlebte Empfindungen (vgl. Hänsel & von Känel 2008, S. 1753). Die Ausbildung der neuronalen Verbindungen im medialen präfrontalen Kortex findet jedoch erst im Jugendalter statt, was erklären könnte, warum die Emotionsregulation mit steigendem Alter immer besser und selbstständiger gelingt (vgl. Chan et al. 2011, S. 4991).
Bezogen auf die unterschiedlichen Emotionsregulationsstrategien konnten vor allem für

kognitive Neueinschätzung, Aufmerksamkeitslenkung und expressive Suppression unterschiedliche neuronale Wirkungsmechanismen ausfindig gemacht werden.

Während der Anwendung der kognitiven Neueinschätzung konnte eine erhöhte Aktivität in kognitiven Kontrollregionen, wie dem medialen, dorsolateralen und ventrolateralen präfrontalen Kortex und verringerte Aktivität im Mandelkern und der Insula beobachtet werden (vgl. Goldin et al. 2008, S.563 / Phillips, Ladouceur & Drevets 2008, S. 836f). Der Erfolg der kognitiven Neueinschätzung hängt in erster Linie von der Stärke der Verbindung zwischen Amygdala dem medialen präfrontalen Kortex ab, der, wie bereits erwähnt, die Regulationsimpulse des dorsolateralen präfrontalen Kortex' weiterleitet (vgl. Banks et al. 2007, S.310). Außerdem wird die Enkodierung der Informationen im Hippocampus durch die Verwendung der kognitiven Neueinschätzung nicht beeinträchtigt (vgl. Hayes et al. 2010, S. 1).

Bei der antezedenten Strategie der Aufmerksamkeitslenkung waren auch der dorsolaterale präfrontale Kortex, zusätzlich der rechte dorsale Anterior Cingulate Gyrus, der unter anderem für die emotionale Aufmerksamkeit zuständig ist, und der rechte parietale Kortex aktiviert. Auch bei dieser Strategie konnte eine Reduzierung der Aktivität der Amygdala bewirkt werden (vgl. Phillips, Ladouceur & Drevets 2008, S. 836).

Reaktionsfokussierte Strategien wie die expressive Suppression, die auch mit Aktivitäten im präfrontalen Kortexregionen, wie dem dorsomedialen präfrontalen Kortex (vgl. Kühn, Gallinat & Brass 2011, S. 2), assoziiert war, führten zwar zu einem geringerem Empfinden der Emotion und dem damit verbundenen Verhalten, doch die erhöhte Aktivierung in Amygdala und Insula blieb auch nach Anwendung der Strategien weiterhin bestehen (vgl. Goldin et al. 2008, S.563) oder stieg sogar an (vgl. Phillips, Ladouceur & Drevets 2008, S. 835). Expressive Unterdrückung ging dabei mit defekten expliziten Erinnerungen über die angstauslösende Emotion einher (vgl. Hayes et al. 2010, S. 1).

2.6 Messung von Emotionsregulation

Zur individuellen Messung der Emotionsregulation bietet die psychologische Forschung verschiedene Methoden. Man kann dabei auf Befragungen der Probanden oder ihrer Eltern, auf Verhaltensbeobachtungen, auf physiologische Messungen wie Puls, Blutdruck und Hautleitfähigkeit und auf neurologische Messungen durch bildgebende Verfahren zurückgreifen. Befragungen werden meist zur Erfassung der verwendeten Strategie, physiologische und neurologische Messungen meist zur

Ermittlung der Emotionsausprägung verwendet (vgl. Weems & Pina 2010, S.5).

Zur Erfragung der Emotionsregulationsstrategie wurden bisher eine Reihe an Instrumenten entwickelt. Einer der wohl bekanntesten Fragebögen in diesem Bereich ist wohl der „Emotion Regulation Questionare" (ERQ) von Gross & John aus dem Jahr 2003, welcher mit Hilfe von zehn Items die Verwendung von kognitiver Neueinschätzung und expressiver Suppression erfasst. Mittlerweile existiert dazu auch schon der von Gullone & Taffe im Jahr 2011 entwickelte Fragebogen für Kinder und Jugendliche (ERQ-CA) (vgl. Gullone & Taffe 2011, S.2f).

Auch für den deutschen Sprachraum wurde vor kurzem von Witlink et al. eine deutsche Version des ERQ entwickelt. Diese enthält die zehn entsprechenden Items für kognitive Neueinschätzung und Suppression in deutscher Sprache. Es konnten zusätzlich akzeptable interne Konsistenzen für die Faktoren Neueinschätzung (cronbachs α = 0,82) und Suppression (cronbachs α = 0,76) ermittelt werden (vgl. Wiltink et al. 2011, S.5f).

Eine andere Unterteilung der Items trifft der „Regulation of Emotions Questionare" (REQ) von Phillips und Powers aus dem Jahr 2007. Dieser unterteilt 25 Items zur Emotionsregulation auf die vier Faktoren internal-funktional, external-funktional, internal-dysfunktional und external-dysfunktional (vgl. Phillips & Power 2007, S.145). Die Retest-Reliabilität beträgt bei diesem Instrument r = 0,70-0,85, wohingegen die internale Konsistenz sich als mittelmäßig herausstellte (cronbachs α = 0,51-0,76) (vgl. ebd., S.149).

Das Erfassungsinstrument „The Emotion Amplification and Reduction Scales" (TEARS), der von Hamilton et al. im Jahr 2009 veröffentlicht wurde, misst dahingegen nicht nur die Regulation der Emotionen durch Reduktion, sondern auch durch die Verstärkung dieser (vgl. Hamilton et al. 2009, S.255). Dabei werden dem Probanden 18 Items vorgestellt, wovon jeweils neun die Verstärkung bzw. die Reduktion von Emotionen erfragen. Die interne Konsistenz für die zwei Bereiche war gut (cronbachs α = 0,87 (Verstärkung) und cronbachs α = 0,89(Reduktion)) (vgl. ebd., S.258).

Als weitere Versuche Emotionsregulation zu erfassen sei der Fragebogen „Emotionserleben und Emotionsregulation" von Benecke et al. genannt, der im klinischen Kontext mit Hilfe von 15 Items zu unterschiedlichen Emotionsregulationsstrategien versucht die psychische Symptomatik zu erklären (vgl. Benecke et al. 2008, S.367), wohingegen beispielsweise der „Fragebogen zur Emotionsregulation im Lernkontext Mathematik" (FERL-M) in einem eher pädagogisch ausgerichteten Rahmen die Regulationsstrategien kontextspezifisch durch Skalen zur Regulation negativer und positiver Emotionen erfasst (vgl. Knollmann 2006, S.115).

Auch ausgerichtet an pädagogischen Leistungssituationen ist der relativ neu entwickelte Fragebogen zur Emotionsregulation im Lern- und Leistungskontext von Scheibe aus dem Jahr 2009, der auf der Grundlage von Gross' Prozessmodell 36 Items beinhaltet, die die verschiedenen Emotionsregulationsstrategien bei dem Umgang mit einer Prüfung erheben sollen.

Zur Messung der Bewältigung von spezifischen Emotionen wurden vor allem in früheren Studien häufig physiologische Maße wie Herzschlag, Heutleitfähigkeit (vgl. Amstadter 2008, S. 217), elektrische Muskel-Aktivität oder Liedschlagempfindlichkeit (vgl. Lee et al. 2009, S.874) ermittelt.

In heutigen Studien gewinnen die bildgebenden Verfahren jedoch immer mehr an Bedeutung. Dazu wird in Bezug auf Emotionsregulation mit Hilfe der funktionalen Magnet-Resonanz-Tomographie häufig das „late positive potential" (LLP) gemessen, das angibt, wie das ereignisrelevante Potential eines Stimulus ist, wenn darauf Aufmerksamkeit gelenkt wird. Bei Erwachsenen wird das Potential eines Reizes meist reduziert, nachdem eine Emotionsregulationsstrategie verwendet wurde (vgl. Dennis & Hajcak 2009, S.1373).

3. Prüfungsangst

In diesem Kapitel soll das Konstrukt der Prüfungsangst vorgestellt werden. Dazu werden im ersten Abschnitt verschiedene Definitionen beleuchtet und die Einordnung in das bestehende diagnostische Klassifikationssystem DSM diskutiert. Im zweiten Abschnitt werden kurz einige Daten über die Verbreitung und Verteilung von Prüfungsangst in der allgemeinen Population der Prüflinge dargestellt. Im Anschluss wird genauer skizziert, in Form welcher Symptome sich Prüfungsangst manifestiert und welche Auswirkungen sie auf bestimmte Erlebens- und Verhaltensebenen, vor allem auf die Performanz, haben kann. Weiterhin wird erläutert, welche Faktoren die Entstehung von Prüfungsangst begünstigen können und welche Strategien zur eigenständigen Bewältigung dieser existieren. Daneben soll dargestellt werden, wie sich der Prozess der Prüfungsangst im zeitlichen Verlauf vor und während der Prüfungssituation entwickelt. Schließlich werden noch theoretische Erklärungsmodelle zur allgemeinen Prozessstruktur von Prüfungsangst diskutiert, bevor dann abschließend auf Grundlage dieses Wissens einige bestehende Messinstrumente zur Erhebung von Prüfungsangst vorgestellt werden.

3.1 Definition und Abgrenzung

Bezüglich der Definition und der Einordnung von Prüfungsangst ist innerhalb der psychologischen und pädagogischen Fachliteratur, obwohl das Thema seit etwa einem Jahrhundert beforscht wird, immer noch eine große begriffliche und inhaltliche Diversität vorzufinden.

Bei der Definition von Prüfungsangst werden von Autoren wie Zeidner (1998), Nicaise (1995) oder Hong (1998) die kognitiven, emotionalen, physiologischen und behaviouralen Reaktionen einer Person bezüglich einer Bewertungssituation und ihrer möglichen Konsequenzen in den Vordergrund gestellt (vgl. Zeidner 1998, S.25f / Sena, Lowe & Lee 2007, S.360 / Lufi, Okasha & Cohen 2004, S.177).

Dahingegen fokussieren andere Autoren wie Akca (2011) ausschließlich den emotionalen Prozess, der während einer Prüfungssituation abläuft (vgl. Akca 2011, S.101).

Suinn (1968) oder Bögels (2010) definieren Prüfungsangst und ihre Symptome eher im Lichte ihrer Auswirkungen auf die kognitive Performanz vor und während der Prüfungssituation (vgl. Sena, Lowe & Lee 2007, S.360 / Bögels et al. 2010, S. 175).

Von Spielberger (1972) wird Prüfungsangst, später auch gemeinsam mit Vagg (1995), als situationsspezifische Form einer bestimmten Grundängstlichkeit definiert (vgl. Lowe & Lee 2007, S.360f). Prüfungsängstliche Personen entwickeln demnach vor und während einer Prüfungssituation Denkmuster und Einstellungen, die negative Selbstwahrnehmung und Erwartungen begünstigen (vgl. Lufi, Okasha & Cohen 2004, S.176f).

Auch die Aufteilung der Prüfungsangst in verschiedene Subdimensionen ist eine beliebte Art Prüfungsangst zu definieren.

Sarason (1984) unterteilt Prüfungsangst in die Dimensionen Sorge, Anspannung, irrelevante Gedanken und körperliche Symptome (vgl. ebd., S.177).

Eine der bekanntesten Unterteilungen stammt jedoch von Liebert and Morris (1967), die Prüfungsangst als zwei-dimensionales Konstrukt beschrieben haben, das aus den zwei Hauptelementen Sorge und Emotionalität besteht (vgl. Lufi, Okasha & Cohen 2004, S.177). Sorge stellt dabei die kognitive Komponente der Prüfungsangst, wie negative und abwertende Selbstaussagen bezogen auf mögliche Fehler dar, wohingegen

Emotionalität aus der affektiven, physiologischen Komponente der Prüfungsangst, die eine subjektive Wahrnehmung der körperlichen Erregung und Spannung einschließt, besteht (vgl. Putwain 2007, S.580).

Die beiden Faktoren korrelieren zwar hoch (r=.55 bis r=.76), dennoch ist die Trennung vor allem deshalb sinnvoll, da die beiden Dimensionen unterschiedlich mit Leistungsindikatoren zusammenhängen und sie sich im zeitlichen Verlauf von Prüfungsangst verschieden äußern (vgl. Sparfeldt et al. 2005, S.226).

Da die Unterteilung der Prüfungsangst in Sorge und Emotionalität am Weitesten beforscht wurde und der Definitionsansatz von Zeidner et al., der die Auswirkungen der Prüfungsangst auf mehreren Ebenen betrachtet, weiträumig vertreten wird, wird der Begriff der Prüfungsangst im weiteren Verlauf dieses Buches vor dem Hintergrund jener beiden Definitionsformen verwendet werden. Prüfungsangst wird also im Rahmen dieses Buches als Prozess verstanden, der auf kognitiver, emotionaler, physiologischer und behaviouraler Ebene aufgrund einer Bewertungssituation und ihrer möglichen Konsequenzen initiiert werden kann (vgl. Zeidner 1998, S.25f) und sich grundsätzlich in die Hauptkomponenten Sorge und Emotionalität unterteilen lässt (vgl. Lufi, Okasha & Cohen 2004, S.177).

Auch bezüglich der Einordnung und Abgrenzung von Prüfungsangst, speziell im klinischen Kontext, ist bisher keine eindeutige Tendenz zu erkennen. Wenn man das Klassifikationssystem „Diagnostic and Statistical Manual of Mental Disorders“(DSM) betrachtet, fällt auf, dass Prüfungsangst nicht als eigenständiges psychisches Störungsbild aufgeführt wird. Seit dem DSM-IV-TR wird sie im Text zur sozialen Phobie jedoch erwähnt, da soziale Phobiker erhöhte Werte in Prüfungsangst-Messungen aufweisen (vgl. Bögels et al. 2010, S. 175).

Momentan wird diskutiert, ob Prüfungsangst im DSM V, das im Mai 2013 erscheinen soll, als eigenständiges Störungsbild auftreten soll. In der Diskussion steht vor allem, ähnlich wie im DSM-IV-TR, sie als spezifische Erscheinungsform der sozialen Phobie zu beschreiben.

Es gibt zwar Hinweise darauf, dass mit der selbst-fokussierten Aufmerksamkeit und der Angst vor der Bewertung Anderer wichtige gemeinsame Faktoren bestehen (vgl. ebd., S. 176), trotzdem wäre Prüfungsangst die einzige Form der sozialen Phobie, bei der nicht zwangsweise inhibitorischen Tendenzen erfolgen, die sich beispielsweise in sozialen Hemmungen äußern. Deshalb wäre auch eine Abgrenzung von der sozialen Phobie sinnvoll (vgl. LeBeau et al. 2010, S.156). Daher wird auch in Betracht gezogen,

Prüfungsangst als spezifische Phobie zu bezeichnen, die nebenbei Verbindungen zur sozialen Phobie aufweist (vgl. Bögels et al. 2010, S. 177).
Insgesamt werden trotz umfassender Beschreibungs- und Definitionsversuche noch weitere Forschung benötigt, um Prüfungsangst eindeutig abgrenzen und kategorisieren zu können (vgl. ebd., S. 183).

3.2 Prävalenz und demographische Verteilung

Bisher liegen noch keine eindeutigen Daten darüber vor, wie häufig Prüfungsangst in der Population aller Prüflinge vorkommt, da das Konstrukt selbst und damit die verbundenen Messinstrumente noch nicht eindeutig definiert werden konnten.
Bisherige Daten zeigen jedoch einen vergleichsweise hohen Anteil an prüfungsängstlichen Personen in verschiedenen Stichproben. Dabei schwanken die prozentualen Anteile zwischen 10% (vgl. Schaefer et al 2007, S.289), 15% (vgl. Zeidner 1998, S. 7), 15-20% (vgl. Neuderth, Jabs & Schmidtke 2009, S.785), 28% (vgl. LeBeau et al. 2010, S.156), 30% (vgl. Lufi, Okasha & Cohen 2004, S.176) und 52% (vgl. LeBeau et al. 2010, S.155), je nachdem welches Messinstrument in welcher Stichprobe verwendet wurde.
Um die gesellschaftliche Relevanz von Prüfungsangst zu unterstreichen, kann beispielsweise die psychologische Beratungsstelle für Studierende an der Universität Hannover angeführt werden, bei der 6% aller psychosozialen Beratungen wegen Anspannungen im Vorfeld einer Prüfung veranlasst werden (vgl. Wacker, Jaunzeme & Jacksztat 2008, S.73).
Bei Messungen bezüglich der Komorbidität von Prüfungsangst zeigt vor allem die generalisierte Angststörung mit 54%-61% relativ hohe Werte. Weiterhin zeigen prüfungsängstliche Personen in 1-19% der Fälle Symptome einer sozialen Phobie, sind in 1-5% der Fälle an einer spezifischen Phobie erkrankt und leiden in 1-7% der Fälle an einer Zwangsstörung (vgl. Bögels et al. 2010, S. 176).
Der Einfluss des Geschlechts auf die Ausprägung von Prüfungsangst ist relativ differenziert erforscht worden. Frauen waren drei Mal häufiger betroffen als Männer (vgl. Aysan, Thompson & Hamarat 2001, S.408) und erreichten in einer Metaanalyse, bei der Studien aus elf verschiedenen Ländern zusammengefasst wurden, signifikant höhere Werte als Männer (vgl. Seipp & Schwarzer 1991, S.85). Eine Studie, die diesen Effekt zusätzlich in Afrika nachweisen konnte, unterstreicht die Verbreitung des Geschlechtseffekts (vgl. Carter, Williams & Silverman 2008, S.539). Dabei beziehen sich die erhöhten Werte sowohl auf die emotionale (vgl. Putwain 2007, S.581) als auch

auf die kognitive Komponente (vgl. McCarthy & Goffin 2005, S.292) von Prüfungsangst.

Wenn man die Ausprägung von Prüfungsangst über das Alter hinweg betrachtet, existieren bisher nur einzelne Studien und Hypothesen, die jedoch sehr konträr zueinander stehen. Eine Studie spricht beispielsweise dafür, dass jüngere Schüler prüfungsängstlicher sind (vgl. Aysan, Thompson & Hamarat 2001, S. 408). Die Ergebnisse einer weiteren Studie lassen vermuten, dass der Höhepunkt der Prüfungsangst in der 8.-9. Klasse erreicht wird (vgl. Putwain 2007, S.582). Andere Autoren hypothetisieren, dass die Symptome, die mit Prüfungsangst verbunden sind, über den biographischen Verlauf durch die Zunahme an Prüfungssituationen und ihrer steigenden Bedeutung wachsen müssten (vgl. Wren & Benson 2004, S. 228). Durch die Diversität der einzelnen Studienergebnisse wird schnell klar, dass die Entwicklung der Prüfungsangst über das Alter hinweg noch nicht hinreichend erforscht wurde (vgl. Sena, Lowe & Lee 2007, S.362).

Bezüglich des sozioökonomischen Hintergrundes existiert ein kleiner aber signifikanter Effekt, der besagt, dass der Grad des Wohlstandes der Herkunftsfamilie eines Heranwachsenden den Effekt der Prüfungsangst dämmt (vgl. Putwain 2007, S.582).

Auch Hoch- oder Minderbegabung scheinen die Ausprägung von Prüfungsangst zu beeinflussen. Nicht nur, dass Hochbegabte von signifikant weniger Prüfungsangst berichten (vgl. Zeidner & Schleyer 1998, S.183), wenn sie davon betroffen sind, sie hat auch weniger Einfluss auf die Leistung als bei durchschnittlich begabten Schülern (vgl. ebd., S.163).

Lernstörungen hingegen führen eher zu höherer kognitiver Ablenkung, die Prüfungsangst begünstigen kann (vgl. Sena, Lowe & Lee 2007, S.370), und haben auch einen direkten positiven Effekt auf die Entwicklung von Prüfungsangst (vgl. Lufi, Okasha & Cohen 2004, S.181).

Insgesamt wird das Vorkommen von Prüfungsangst, dass je nach Stichprobe und Messinstrument erheblich schwanken kann, also vor allem vom Geschlecht, dem sozioökonomischen Hintergrund und der Begabung beeinflusst. Der Effekt des Alters ist noch nicht ausreichend erforscht, um eindeutige Aussagen treffen zu können.

3.3 Symptomatik und Auswirkungen

Wenn man sich den Symptomen von Prüfungsangst zuwendet, begegnet man derselben Vielschichtigkeit wie bei der Suche nach einer adäquaten Definition.

Einer der wichtigsten Symptome der Prüfungsangst ist die Beeinflussung der prüfungsrelevanten Kognitionen durch Sorgen (vgl. Hembree 1988, S. 55). Durch die Ausprägung von prüfungsspezifischen Sorgen, die sich in negativen Selbstgesprächen (vgl. Liebert & Morris 1967, S. 975), Gedanken und Bildern, die mit dem zukünftigen Verfehlen der Prüfungsleistung (vgl. Zeidner 1998, S. 32 f) oder diesbezüglichen vergangenen Erfahrungen, äußert, wird die Prüfungsleistung schon im Voraus als bedrohlicher Stimulus wahrgenommen (vgl. Putwain 2007, S.580).

Durch die kognitive Beschäftigung mit der Besorgnis kommt es während des Informationsverarbeitungsprozesses zur so genannten kognitiven Interferenz (vgl. Hodapp, Glanzmann & Laux 1995, S.47). Das heißt, dass das Enkodieren neuer Informationen und der Abruf von komplexen Informationen aus dem Langzeitgedächtnis während der Prüfung durch die Beschäftigung mit der Sorge gehemmt werden. Auch die Organisation von semantischem Material wird durch die reduzierte Qualität der Verarbeitung behindert (vgl. Zeidner 1998, S. 257). Dadurch werden nicht nur die Speicherkapazität und die Verarbeitungskapazität negativ beeinflusst (vgl. Dutke & Stöber 2001, S.382 / Wills & Leathem 2004, S.178), sondern auch die Fähigkeit zu Konzentration (vgl. Swanson & Howell 1996, S. 389) und metakognitiver Aktivität (vgl. Zeidner 1998, S. 48 f) drastisch vermindert.

Auf der Ebene der Gefühle kommt es bei prüfungsängstlichen Personen häufig zu einer physiologischen Übererregung (vgl. Joiner et al. 1999, S.290). Dazu gehören körperliche Reaktionen wie ein trockener Mund, ein erhöhter Puls, erhöhte Blutzuckerwerte, vermehrte Schweißsekretion und erweiterte Pupillen (vgl. Zeidner 1998, S. 41). Von intensiver Angst wird bei Studenten vor allem dann berichtet, wenn sie die Prüfung als wichtig ansehen, ihre Bewältigungsmöglichkeiten als gering einschätzen und das Ergebnis als abhängig von unkontrollierbaren und externalen Faktoren bewerten (vgl. Schmidt et al. 2010, S. 69f). Emotionale Symptome treten vor allem an besonders kritischen Stellen im zeitlichen Verlauf der Prüfungssituation ein, die in einem späteren Abschnitt noch ausführlicher erläutert werden (vgl. Zeidner 1998, S. 46).

Im Bereich der Motivation berichten prüfungsängstliche Personen im Vorfeld einer Prüfung häufig über den Verlust von Antrieb zum Lernen (vgl. Swanson & Howell 1996, S. 389).

Prüfungsangst beeinflusst auch das Selbstkonzept. Nicht nur, dass Betroffene häufiger über eine wiederholte negative Selbstevaluation berichten (vgl. ebd., S. 389), sie weisen auch ein niedriges Selbstvertrauen, ein niedrigeres Vertrauen bezüglich der Zukunft (vgl. Hank, Pohl & Krampen 2009, S.28) und einen höheren sozialen Perfektionismus auf (vgl. Stoeber, Feast & Hayward 2009, S.425). Auf der Ebene des Verhaltens kommt es im Prüfungsvorfeld außerdem oftmals zur Vermeidung der Lerninhalte (vgl. Zeidner 1998, S. 49).

Während der Prüfung hat die Prüfungsangst in vielen Fällen Auswirkungen auf die Performanz (vgl. Chapell et al. 2005, S. 271). Prüfungsangst und Leistung korrelieren dabei moderat negativ um r=-.21 (vgl. Neuderth, Jabs & Schmidtke 2009, S.785) bis r=-.22 (vgl. Sparfeldt et al. 2005, S.226). Bei Frauen ist dieser Zusammenhang signifikant (vgl. Chapell et al 2005, S. 268). Die Beziehung zwischen Prüfungsangst und Leistung wird von einer Reihe von Faktoren moderiert. Während die metakognitiven Fähigkeiten (vgl. Veenman, Kerseboom & Imthorn 2000, S.408), der sozioökonomische Hintergrund (vgl. Putwain 2008, S.331), Selbstvertrauen (vgl. Meijer 2001, S.337), das akademische Selbstkonzept (vgl. Goetz et al. 2008, S.185) und die Konzentrationsfähigkeit (vgl. Stowell, Tumminaro & Attarwala 2008, S.319) den Einfluss der Prüfungsangst auf die Leistung verringern, vergrößern die steigende Aufgabenkomplexität (vgl. Dutke & Stöber 2001, S.381), die Bedrohlichkeit der Klassenraumatmosphäre (vgl. Hancock 2001, S.288) und vor allem die Besorgnis des Probanden den Einfluss der Prüfungsangst auf die Performanz (vgl. Koegh et al. 2004, S.241).

Neben den Auswirkungen von Prüfungsangst auf einzelne Prüfungsleistungen kann diese natürlich im Extremfall ganze Biographien verändern, Verzögerungen im Studium verursachen und sogar suizidales Verhalten begünstigen (vgl. Neuderth, Jabs & Schmidtke 2009, S.785).

Prüfungsangst kann auch die Messung psychologischer Diagnostik verfälschen. Ein gutes Beispiel ist die negative Wirkung von Prüfungsangst auf die Leistung in Intelligenztests (vgl. Meijer & Oostdam 2007, S.87). Prüfungsangst wird auch als Moderator herangezogen, um die negative Beziehung von Neurotizismus und Intelligenz zu erklären (vgl. Moutafi, Furnham & Tsaousis 2006, S.594)

Grundsätzlich hat Prüfungsangst also Auswirkungen auf kognitiver, motivationaler, emotionaler, physiologischer und behaviouraler Ebene, die sich oftmals negativ auf die Prüfungsleistung auswirken.

3.4 Entstehung von Prüfungsangst

Neben Faktoren wie Geschlecht, sozioökonomischem Hintergrund und Lernbegabung gibt es weitere Faktoren, welche die Ausprägung von Prüfungsangst beeinflussen können.

Um die Einflussfaktoren sinnvoll gliedern zu können, verwenden Bodas & Ollendick die Unterteilung in individuelle, interpersonale und ökologische Bedingungen (vgl. Bodas & Ollendick 2005, S.81)

Zu den individuellen Einflussfaktoren gehört unter anderem die Persönlichkeit der Testperson. Prüfungsangst ist, wenn man die Big Five heranzieht, verbunden mit Neurotizismus (r=.27) (vgl. Schmidt & Riniolo 1999, S.395) und steht in negativer Beziehung zu Gewissenhaftigkeit und Extraversion (vgl. Schaefer et al 2007, S.292ff). In einer Regressionsanalyse konnte Neurotizismus Prüfungsangst sogar sehr gut vorhersagen (vgl. Chamorro-Premuzic, Ahmetoglu & Furnham 2008, S.262). Dazu kommt die, vielleicht auch mit Neurotizismus verbundene, Angst, von anderen beurteilt zu werden, die als Persönlichkeitsfaktor Prüfungsangst ebenso begünstigt (vgl. Putwain, Woods & Symes 2010, S.141).

Auch das Selbstkonzept und die damit verbundenen Attributionsstile spielen bei der Entstehung von Prüfungsangst eine wichtige Rolle.

Prüfungsangst wird zusätzlich eher hervorgerufen, wenn die zu prüfenden Personen glauben, dass ihre intellektuelle, motivationale oder soziale Fähigkeit in Frage gestellt wird (vgl. ebd., S.141). Das Gefühl, dass etwas passieren könnte, das diese Fähigkeiten in Zweifel ziehen kann, sinkt dabei mit steigendem Selbstvertrauen. Dieses steht in direkter Verbindung zur so genannten kognitive Triade, die aus dem Glauben an sich selbst, dem guten Glauben an die Welt und dem Glauben an eine gute Zukunft besteht und Prüfungsangst signifikant vorhersagt (vgl. Wong 2008, S.186).

Die Wichtigkeit des fähigkeitsbezogenen Selbstkonzepts bei der Ausprägung von Prüfungsangst kann man in einer Untersuchung beobachten, in der die Kompetenz von Schülern vor der Prüfung mit Hilfe von Priming voraktiviert wurde. Bei jenen Schülern, deren Kognitionen positiv geprimt worden waren, hatte die vorher existierende Prüfungsangst keinen Einfluss mehr auf die Prüfungsleistung (vgl. Lang & Lang 2010, S.811).

Der Attributionsstil, also die Art und Weise in der ein Prüfungsergebnis in ein kognitives Ursache-Wirkungs-Geflecht eingearbeitet wird, beeinflusst die Ausprägung der Prüfungsangst ebenfalls. Dabei begünstigen die externale und unkontrollierbare

Zuschreibung von Ereignissen (vgl. Butterfield 1964, S.369 / Allen, Giat & Cherny 1974, S.968) und das Gefühl der Hilflosigkeit (vgl. Lavelle, Metalsky & Coyne 1979, S.385f) die Entstehung von Prüfungsangst. Im Gegensatz dazu kann die Fähigkeit bei einem negativen Ereignis die Attributionen so umzustrukturieren, dass das Selbstkonzept geschützt bleibt, die Ausprägung von Prüfungsangst schon im Voraus mindern (vgl. Ruthig et al. 2004, S.723).
Wenn man auf die generelle kognitive Leistungsfähigkeit schaut, fällt auf, dass Prüfungsangst ebenfalls durch eine defizitäre Arbeitsgedächtnisperformanz (vgl. Gass & Curiel 2011, S.399f) und fehlende Konzentrationsfähigkeit (vgl. Keogh & French 2001, S.123) begünstigt werden kann.
Auch die Art der Wahrnehmung, die natürlich von Einstellungen beeinflusst wird, kann die Entstehung von Prüfungsangst begünstigen. Bei einer Cluster-Analyse von 2215 Schülern ergaben sich fünf verschiedene Sichtweisen auf Prüfungen (vgl. Davis, DiStefano & Schutz 2008, S.942). Dazu gehört die vorhin erwähnte Perspektive, das Testsergebnis außerhalb der eigenen Kontrolle zu bewerten, und jene Sichtweisen, gut auf die Prüfung vorbereitet zu sein, sich hoffnungslos zu fühlen, die Prüfung nüchtern zu betrachten und das Schlimmste zu erwarten (vgl. ebd., S.956). Unterschiedliche Perspektiven haben auch verschiedene Auswirkungen auf die Entstehung von Prüfungsangst. Wenn man insgesamt von der eigenen Testunsicherheit, der Testschwierigkeit, einer hohen Instrumentalität der Testergebnisse, einer niedrigen Selbst-Effizienz, zeitlichem Mangel zum Lernen, einer Neigung zur Angst und situationaler Unsicherheit ausgeht, erhöhen sich dabei auch die Werte bezüglich der Prüfungsangst (vgl. Bonaccio & Reeve 2010, S.623). Dabei gilt vor allem, dass die Prüfungsangst umso höher ist, je umfangreicher die Masse des Lernstoffes eines Kurses und je niedriger die Fähigkeit, die gegebene Zeit wirkungsvoll zu verwalten, eingeschätzt wird (vgl. Sansgiry & Sail 2006, S.5).
Auch die hohen Erwartungen an sich selbst sind, vor allem wenn die Erfolgswahrscheinlichkeit als gering eingeschätzt wurde (vgl. Selkirk, Bouchey & Eccles 2011, S.381), ein begünstigender Faktor für die Entstehung von Prüfungsangst (vgl. Putwain, Woods & Symes 2010, S.152).
Bei der Verschiebung der Betrachtung von den individuellen auf die interpersonalen Entwicklungsfaktoren, stechen vor allem die Familie und die Schule heraus, die als direkte Sozialisationsfaktoren im zwischenmenschlichen Bereich zur Entstehung von Prüfungsangst beitragen können.

In der Familie haben neben hohen elterlichen Standards und Erwartungen an die Kinder auch negativ erlebte elterliche Dominanz und Kontrolle, regelmäßiges und intensives negatives Feedback und ein geringer Grad an elterlicher Unterstützung, eine begünstigende Wirkung auf die Entstehung von Prüfungsangst (vgl. Zeidner 1998, S.168). Vor allem wenn die Eltern die Akzeptanz gegenüber ihren Kindern vom Prüfungserfolg und nicht von ihren Bemühungen abhängig machen, fördert dies Prüfungsangst (vgl. Putwain, Woods & Symes 2010, S.141).

Auch die allgemeine Kommunikation in Familien kann einen Einfluss haben. Eine negativ erlebte familiäre Kommunikation, die durch fehlende Ermutigung zum persönlichen Wachstum und unklare Regeln und Grenzen charakterisiert ist, hängt positiv (vgl. Peleg-Popko 2002, S.55), eine direkte und offene Kommunikation in Familien negativ (vgl. Peleg-Popko & Klingman 2002, S.461) mit der Entstehung von Prüfungsangst zusammen. Dabei sprechen Untersuchungen dafür, dass die Größe des vom Heranwachsenden eingeschätzten Unterschiedes zwischen dem aktuellen und dem ersehnten Familienumfeld, ebenfalls mit der Entstehung von Prüfungsangst zusammenhängt (vgl. ebd., S.461).

Auch nur der Faktor der direkten Zurückweisung durch die Eltern sagte Prüfungsangst gut vorher (vgl. Niditch & Varela 2011, S.30). Zusätzlich begünstigten Familienumstände, die eine schlechte Balance zwischen Individualität und Gemeinschaft ausprägten, die Ausprägung von Prüfungsangst (vgl. Peleg-Popko 2004, S.655).

Bei der Betrachtung der Entwicklungsbedingungen im schulischen Kontext stechen die Ähnlichkeiten zu jenen Faktoren aus dem familiären Umfeld heraus. Auch hier begünstigt die Verbreitung von hohem Leistungsdruck die Entstehung von Prüfungsangst (vgl. Mulvenon, Stegman & Ritter 2005, S.59). Wenn ein Test vom Lehrenden als sehr wichtig oder sogar existentiell dargestellt wird, begünstigt dies Prüfungsangst zusätzlich (vgl. Reeve, Bonaccio & Charles 2008, S.246 / Putwain & Best 2011, S.582).

Auch das Lehrer-Schüler-Verhältnis spielt insofern eine Rolle, als dass Schüler, die von den Lehrern unterschätzt werden, stärkere Prüfungsangst ausprägen (vgl. Urhahne et al. 2010, S.170f) Eine positiv, wertschätzende Rückmeldung der Lehrer, bei der die Schüler genaue Hinweise zur Verbesserung erhalten, wirkt dahingegen mildernd (vgl. Hancock 2001, S.284).

Obwohl Lehrer und Dozenten mittlerweile oftmals motiviert sind, Prüfungssituationen weniger bedrohlich zu gestalten (vgl. Mulvenon, Stegman & Ritter 2005, S.59), sind es doch immer wieder Faktoren wie die Klassenatmosphäre, die Zeitbeschränkungen, die Charakteristik des Prüfers und die Art der Anleitung, welche die Prüfungsangst erst zu ihrem emotionalen Höhepunkt geleiten (vgl. Putwain, Woods & Symes 2010, S.141).
Bei der Fokussierung der ökologischen Bedingungen für die Entstehung von Prüfungsangst wird vor allem vermutet, dass zum Einen die Entwicklung von Testverfahren zum Evaluieren didaktischer Programme, wie beispielsweise die Schulleistungsuntersuchung PISA, in neuerer Zeit eine wichtige Rolle spielt. Auf der anderen Seite wird auch der größer gewordene öffentliche Druck, eine höhere Bildungsinstitution besuchen zu müssen und die damit verbundene Atmosphäre in den Schulsystemen, die stärker mit Leistungsdruck verbunden ist, als Einflussfaktor der Prüfungsangst betrachtet (vgl. Zeidner 1998, S.6). In stärker kollektiv und sozial ausgerichteten Kulturen sei dahingegen die wahrgenommene Testbedrohung praktisch nicht vorhanden (vgl. Cassady 2004, S.572). Diese Vermutungen weisen darauf hin, dass auch der kulturelle und politische Rahmen einer Gesellschaft einen wichtigen Bestandteil bei der Entstehung von Prüfungsangst darstellt.
Insgesamt kann die Entstehung von Prüfungsangst also von vielen unterschiedlichen Faktoren auf individueller, interpersonaler und ökologischer Ebene beeinflusst werden.

3.5 Bewältigung von Prüfungsangst

Wenn durch so mannigfaltige Faktoren Prüfungsangst begünstigt werden kann, stellt sich die Frage, wie diese vom Einzelnen abgewendet oder zumindest gedämpft werden kann. Dabei bieten sich der prüfungsängstlichen Person mehrere Bewältigungsstrategien an. Sie kann soziale Unterstützung aufsuchen, sie kann sich dem Lern- bzw. Aufgabenstoff zuwenden, die Prüfungsthematik kann durch Vermeidung oder Ablenkung vorerst aus dem Bewusstsein verdrängt (vgl. Stöber 2004, S.221) oder mit Hilfe von kognitiven Neubewertungen klein gehalten werden (vgl. Hank, Pohl & Krampen 2009, S.28). Außerdem besteht die Möglichkeit zur direkten Einflussnahme auf die emotionale Reaktion (vgl. Cohen, Ben-Zur & Rosenfeld 2008, S.299).
Geschlechtsbezogen besteht die Tendenz, dass Frauen eher auf soziale Unterstützungssysteme zurückgreifen als Männer (vgl. Aysan, Thompson & Hamarat 2001, S.408). Prüfungsangst soll außerdem insgesamt mit einem stärkeren

Vermeidungsverhalten zusammenhängen (r=.39) (vgl. Stowell, Tumminaro & Attarwala 2008, S.319). Dies wird durch den Befund bestätigt, dass höhere Prüfungsangst mit der Wahl ineffektiverer Bewältigungsstrategien zusammenhängt (vgl. Aysan, Thompson & Hamarat 2001, S.402).

Wenn man sich die einzelnen Faktoren der Prüfungsangst anschaut, sind Sorge (r=.37) und Emotionalität (r=. 45) generell damit verbunden soziale Unterstützung aufzusuchen, wohingegen kognitive Interferenz eher mit der Vermeidung der Inhalte in Verbindung steht (r=.40) (vgl. Stöber 2004, S.220). Die geschlechtsspezifisch bedeutsamen positiven und negativen Korrelationen zwischen Unterfaktoren der Prüfungsangst und dem Umgang mit selbiger zeichnen sich bei Frauen zwischen Sorge und Vorbereitung (r=.23) sowie Vermeidung (r=-.37), Emotionalität und Vorbereitung (r=.25), Interferenz und Vorbereitung (r=-31) sowie Vermeidung (r=22), und zwischen Mangel an Zuversicht und Vermeidung (r=.33) ab. Ähnliche Zusammenhänge finden sich bei männlichen Versuchspersonen, bei denen Emotionalität und soziale Unterstützung (r=.30) und kognitive Interferenz und Vorbereitung (r=-.42) sowie Vermeidung (r=.38) zusammenhängen (vgl. ebd., S.221).

Die unterschiedlichen Strategien beeinflussen nicht nur das Vertrauen in eine positive Zukunft, sie können auch das Selbstwertgefühl schützen (vgl. Hank, Pohl & Krampen 2009, S.28f). Vorbereitungsstrategien stehen dabei im Zusammenhang mit besserer Leistung, wohingegen Vermeidungsstrategien mit schlechterer Leistung korrelieren. Außerdem steigern Strategien, durch die versucht wurde, den Ausdruck der Emotionen zu beeinflussen oder den Lehrstoff zu vermeiden, die Prüfungsangst (vgl. Cohen, Ben-Zur & Rosenfeld 2008, S.299).

Insgesamt stehen einer Reihe von begünstigenden Faktoren zur Entstehung von Prüfungsangst, die sich von persönlichen bis hin zu gesellschaftspolitischen Rahmenbedingungen erstrecken, eine Reihe von Bewältigungsstrategien entgegen, die je nach Strategie unterschiedlich wirksam auf die Reduktion von Prüfungsangst und die Verbesserung der Leistung einwirken können.

3.6 Zeitlicher Verlauf

Prüfungsangst ist in der Regel kein einmaliges emotionales Ereignis. Es entwickelt sich über einen bestimmten Zeitraum und kann in drei verschiedene Phasen untergliedert werden.

Die erste Phase erstreckt sich meist vom Zeitpunkt der Bekanntmachung der Prüfung bis zum eigentlichen Prüfungstermin und wird Vorbereitungsphase genannt. Merkmale dieser Phase sind Schwierigkeiten beim Herausfiltern, Lernen und Speichern der Kernpunkte des Lernstoffes (vgl. Cassady 2004, 571). Durch die häufig schon in diesem Zeitraum beginnenden Sorgen (vgl. Zeidner 1998, S. 50f) kann kognitive Interferenz entstehen, die das Lernen behindert (vgl. Cassady 2004, 571). Es wird außerdem abgewogen, welche Handlungsmöglichkeiten und Ressourcen für das Bestehen der Prüfung vorhanden sind und wie mit entstehenden Gefühlen umgegangen werden kann (vgl. Zeidner 1998, S. 50f). Einige Betroffene weisen außerdem ein Defizit im Monitoring, eine schlechte Selbstregulation und eine systematische Überschätzung ihres eigenen prüfungsrelevanten Wissens während der Vorbereitungsphase auf (vgl. Cassady 2004, 571).

Die zweite Phase des Prüfungsangstprozesses beginnt mit der eigentlichen Prüfung. In dieser Konfrontations- oder Performanzphase begegnet der Prüfling dem Stressor. Hier überlagern sich kognitive und emotionale Reaktionsmuster. Diese können gegebenenfalls Mediatoren anstoßen, die dann wiederum die Performanz negativ beeinflussen können (vgl. Zeidner 1998, S. 50). Während der ersten Momente, in denen sich die Testpersonen den Test anschauen, entwickeln sie eine Vorstellung über die Schwierigkeit der Prüfung. Prüfungsängstliche Personen schätzen den Test meistens als sehr schwierig ein, woraufhin emotionale Reaktionen und ablenkende Kognitionen produziert werden (vgl. Cassady 2004, S.573). Dies könnte erklären, warum Prüfungsangst vor allem am Anfang des Testes, unabhängig von der Testart, Einfluss auf die Leistung hat (vgl. Meijer & Oostdam 2007, S.77). Die emotionale bzw. physiologische Übererregung erfährt während des Betretens des Prüfungsraumes, des Eintretens des Prüfers, des Erhaltens der Prüfung und der Annäherung an das Prüfungsende ihre Höhepunkte. Kognitive und behaviourale Symptome bleiben während der Prüfung stabil (vgl. Zeidner 1998, S. 50).

Viele der Betroffenen berichten davon eine Art kognitive Blockade zu errichten, wenn sie den Prüfungsraum betreten. Diese Reaktion ist durch Faktoren wie kognitive Interferenz und Ablenkung durch emotionale Hinweisreize zu erklären (vgl. Cassady 2004, S.572).

Die dritte Phase, die mit der Abgabe der Prüfungsleistung beginnt, und sich noch bis einige Zeit danach, mindestens aber bis zum Erhalt der Ergebnisse erstreckt, wird Ergebnis- oder Reflexionsphase genannt.

Wenn das Ergebnis noch nicht veröffentlicht wurde, können bei den Betroffenen aufgrund ihrer Unsicherheit über die Qualität der Testergebnisse erneut Sorgen über die

Prüfungsleistung generiert werden (vgl. Zeidner 1998, S. 51). Sobald die Ergebnisse veröffentlicht wurden, werden die Attributionen über den Grund eines solchen Ergebnisses produziert. Je höher dabei das Grundniveau der Prüfungsangst ist, desto eher wird die Leistung als external beeinflusst bewertet (vgl. Cassady 2004, S.573). Bei einem positiven Ergebnis steigt die Stimmung kurzfristig. Ein negatives Ergebnis hingegen führt zu einer Verstärkung negativer Selbstevaluation und zu diversen negativen Emotionen (vgl. Zeidner 1998, S. 51). Es bestärkt vorherige Glaubensmuster und prägt damit die Kognitionen betroffener Personen bezüglich zukünftiger Prüfungssituationen (vgl. Cassady 2004, S.573).

Aus der Darstellung der Prüfungsangst über den zeitlichen Verlauf hinweg wird klar, dass diese das Verhalten und Erleben der Testperson in allen drei Phasen beeinflusst (vgl. ebd., S.586) und im schlimmsten Fall die Angst vor zukünftigen Prüfungssituationen bestärken kann.

3.7 Theoretische Erklärungsmodelle

Bezüglich der allgemeinen Erklärung des Konstrukts „Prüfungsangst" existieren verschiedenste Modelle, die dann in einem späteren Schritt auch Einfluss darauf haben können, wie das Konstrukt gemessen wird.

Eine Perspektive, die sehr häufig herangezogen wird, ist die kognitive Aufmerksamkeitstheorie, die von Wine, Liebert und Morris Anfang der siebziger Jahre postuliert wurde. Die Grundannahme besteht darin, dass der negative Einfluss von Prüfungsangst vor allem auf der Problematik beruht, dass dauerhaft zwischen persönlichen Informationen, die sich in Besorgnis äußern, und sachlichen Informationen, die in Form von Lerninhalten oder Prüfungsaufgaben bearbeitet werden müssen, hin und her geschaltet wird (vgl. Lufi, Okasha & Cohen 2004, S.177). Dieses Modell, das auch den Begriff der kognitiven Interferenz geprägt hat, konnte bereits durch empirische Befunde bestärkt werden (vgl. Schnabel 1998, S. 178).

Spätere Verarbeitungseffizienz-Modelle, wie zum Beispiel von Eysenck & Calvo aus dem Jahr 1992, schließen zwar an die kognitive Aufmerksamkeitstheorie an, behaupten aber, dass, obwohl es gut möglich sei, dass die zusätzlichen Erfordernisse der aufgaben-irrelevanten Sorge-Kognitionen die Verarbeitungseffizienz verringern, nicht unbedingt die Effektivität der Aufgabenbearbeitung darunter leiden muss. Dies würde nur geschehen, wenn die Aufgabe einen mittleren bis hohen Schwierigkeitsgrad aufweist (vgl. Putwain 2007, S.581).

Neben den kognitiven Erklärungsmodellen wurden in den Achtziger-Jahren auch Modelle entwickelt, welche die Fähigkeit eines Probanden mit dem Konstrukt der Prüfungsangst in Verbindung bringen. Das Fähigkeits-Defizit-Modell geht davon aus, dass das vorbereitende Lernen und die Fähigkeit, Tests angemessen zu bearbeiten, bei den von Prüfungsangst betroffenen Heranwachsenden bereits unterentwickelt ist. Dies sei wiederum vor allem durch unangemessenen elterlichen Lehrstrategien und Lehrstile und eine schlechte institutionelle Vermittlung von Basiswissen zum Lernen und zur Testbearbeitung zu erklären (vgl. Culler & Holahan 1980, S.18f). Der entscheidende Faktor für die schlechte Leistung ist hier also nicht die Prüfungsangst selbst, sondern die fehlende Fähigkeit die Informationen im Voraus angemessen zu speichern, sie zu organisieren (vgl. Veenman, Kerseboom & Imthorn 2000, S.392) und dann während des Tests adäquat abzurufen (vgl. Culler, R. E. & Holahan 1980, S.18f). Aus dieser Unfähigkeit heraus entstehe dann erst die Prüfungsangst (vgl. Reeve & Bonaccio 2008, S.534).

Der Psychologe Naveh-Benjamin versuchte schon 1987 die beiden Modelle in die Praxis zu übertragen und glaubte, dass es bei der Entstehung von Prüfungsangst zwei Typen von Prüflingen gäbe. Bei der einen Gruppe sei die Grundlage der Prüfungsängstlichkeit ein Fähigkeits-Defizit, bei der anderen Gruppe sei die Besorgnis und die dadurch entstehende kognitive Interferenz durch Aufgaben-irrelevante Gedanken, der entscheidende Faktor (vgl. Veenman, Kerseboom & Imthorn 2000, S.392).

Neben diesen zwei Herangehensweisen postulierten auch Spielberger & Vagg in den siebziger Jahren ein Modell zur Erklärung und Beschreibung von Prüfungsangst. In dem von ihnen erstellten Modell, dem transaktionalen Prozessmodell, wird davon ausgegangen, dass Prüfungsangst keine situative Einzelerscheinung ist, sondern dass sie eher die Ausprägung einer grundlegenden Ängstlichkeit einer Person darstellt, durch welche die Einschätzung einer Prüfung maßgeblich beeinflusst wird (vgl. Bradley et al. 2010, S.262f). Die erste Einschätzung der Prüfung werde im Laufe der Prüfungssituation immer wieder überarbeitet. Wenn sich eine Prüfungssituation beispielsweise als weniger bedrohlich entpuppt, kann es sein, dass die Situation während der Performanzphase neu bewertet wird. Dieser Prozess wäre natürlich auch in die negative Richtung denkbar (vgl. Putwain 2007, S.580f). Durch die situationale Anpassungsfähigkeit dieses Modells kann es die intrapersonale Angstvarianz über die Zeit hinweg am besten vorhersagen (vgl. Sawyer & Hollis-Sawyer 2005, S.241).

Außerdem existieren noch einige weniger verbreitete Theorien über Selbstregulation und die Ausprägung von Prüfungsangst.

Wenn man zum Beispiel dem Selbstregulations-Modell von Caver, Scheier & Weintraub aus den achtziger Jahren folgt, ist das Hauptmerkmal bei der Unterscheidung zwischen prüfungsängstlichen und angstfreien Personen darin zu sehen, wie ein Mensch auf die Prüfungssituationen in Zusammenhang mit seiner eigenen Erregnung reagiert. Nach diesem Modell empfinden beinahe alle Prüflinge eine Erregung, doch die von Prüfungsangst betroffenen Personen ordnen die Aufgeregtheit kognitiv einem bedrohlichen, negativen Kontext zu (vgl. Caver, Scheier & Weintraub 1989, S. 269).

Daneben postuliert das Selbstwertmodell von Covington aus dem Jahr 2000 den Selbstwert, der als Teil persönlicher Erfahrungen im familiären und schulischen Kontext gewonnen wurde, als den entscheidenden Faktor bei der Entstehung von Prüfungsangst (vgl. Covington 2000, S.186).

Eine weitere Herangehensweise an die Erklärung des Prüfungsangstkonstruktes wird von Einat im selben Jahr mit Hilfe der Selbsterwartungstheorie skizziert, mit der er die hohen persönlichen Standards einer Person, die dazu führen, von sich selbst maximalen Erfolg zu erwarten und gleichzeitig Furcht entstehen lassen, diesen Standards nicht gerecht zu werden, hauptsächlich für die Entstehung von Prüfungsangst verantwortlich macht (vgl. Lufi, Okasha & Cohen 2004, S.177).

Zuletzt verlagern psycho-physiologische Modelle, die Prüfungsangst als Prozess betrachten, bei dem Körper und Geist involviert sind, den Fokus mehr auf die Interaktion dieser Elemente (vgl. Bradley et al. 2010, S.263).

Einen ähnlichen und doch umfassenderen Versuch, die verschiedenen theoretischen Erklärungsmodelle zu integrieren, lieferten Lowe et al. im Jahr 2008. Prüfungsangst wird dort resümierend als bio-psycho-soziales Konstrukt angesehen.

Dabei bringt die Testperson persönliche Dispositionen wie Intelligenz, sozial-emotionale Funktionalität, generelle Ängstlichkeit, Lernfähigkeiten, akademische Fähigkeit und akademische Selbst-Effizienz mit in die Prüfungssituation. All diese Faktoren wirken dabei auf die wahrgenommene Bedrohung des Testes, die sich dann in Prüfungsangst auf physiologischer, emotionaler, kognitiver und behaviouraler Ebene manifestiert. Die Reaktion des Individuums wirkt sich dann auf die augenblickliche Einschätzung der Testperformanz aus, was einen rückwirkenden Effekt auf die Prüfungsangst haben kann. Weiterhin beeinflusst die Reaktion des Individuums aber

auch auf die wahre Performanz. Dieser Prozess wirkt dann später auf die Einschätzung der akademischen Selbsteffizienz zurück (vgl. Lowe et al. 2008, S.218).
Insgesamt reichen die unterschiedlichen Perspektiven auf Prüfungsangst von kognitiven, behaviouralen bis hin zu Selbstwert- und Selbsterwartungsansätzen.
Neuere Modelle versuchen diese unterschiedlichen Ansätze in bio-psycho-sozialen Modellen zu integrieren, um damit ein vollständigeres Bild vom Konstrukt der Prüfungsangst zu generieren. Letztere Herangehensweise liefert auch die Grundlage für die Definition von Prüfungsangst, die aufgrund ihres reichhaltigen Erklärungspotentials in diesem Buch verwendet wird.

3.8 Messung von Prüfungsangst

Wie in den vorangegangen Abschnitten verdeutlicht wurde, ist die Konzeption des Begriffes „Prüfungsangst" sehr weit gefächert. Ähnlich verhält es sich bezüglich der Erhebungsinstrumente. Jedoch hat sich in den letzten Jahrzehnten das „Test Anxiety Inventory"(TAI), das Spielberger 1980 veröffentlicht hat, als das am meisten verwendete und beforschte Instrument mehr oder weniger durchgesetzt.
Es basiert auf dem Modell von Liebert und Morris, die Sorge und Emotionalität für die ausschlaggebendsten Faktoren bei Prüfungsangst halten und es enthält 20 Items, wovon jeweils 10 Items Besorgnis bzw. Emotionalität messen (vgl. Hodapp et al. 2003, S.446).
Einige Jahre später entwickelte Hodapp mit dem TAI-G die deutsche Adaption des TAI, wobei zehn zusätzliche Items hinzugefügt wurden. Bei einer explorativen Faktorenanalyse konnten neben Sorge und Emotionalität noch die zwei Komponenten kognitive Interferenz und Mangel an Zuversicht entdeckt werden (vgl. Sparfeldt et al. 2005, 226). Konfirmatorische Faktorenmodelle konnten die vier Faktoren für den TAI-G empirisch bestätigen (vgl. Keith et al. 2003, S.265).
Das TAI wurde in etwas abgeänderter Form inzwischen auch für Kinder und Jugendliche entwickelt. Das „Test Anxiety Inventory für Children and Adolescents"(TAICA) erfasst dabei auf 45 Items Sorge, Emotionalität, kognitive Interferenz und soziale Schamgefühle (vgl. Lowe et al. 2008, S.219).
Da das TAI-G mit seinen 30 Items für viele schulpsychologische Zwecke zu zeitaufwändig ist, wurde 2008 eine Kurzform des TAI-G entwickelt, die mit 15 Items trotzdem alle vier ursprünglichen Faktoren abbildet und mit dem ursprünglichen Fragebogen um r=.98 korreliert (vgl. Wacker, Jaunzeme & Jacksztat 2008, S.73). Die

Fragebogenkurzform weist außerdem eine hohe interne Konsistenz auf (cronbachs α=.93) (vgl. Wacker, Jaunzeme & Jacksztat 2008, S.79).
Ein sehr ausführliches Instrument, um Prüfungsangst zu erheben, stellt das „Differentielle Leistungsangst-Inventar" (DAI) dar. Dieses wurde 1997 von Rost und Schermer entwickelt (vgl. Sparfeldt et al. 2005, S.226). Die Autoren kritisieren am TAI, dass dieses kaum Informationen zur Durchführungen von Interventionen liefert. Deshalb erfasst das DAI auf vier unterschiedlichen Skalen einer beratungs- bzw. therapieorientierten Diagnostik die angstauslösenden Faktoren, die Angsterscheinungsweisen, die Angstverarbeitung und die Angststabilisierung (vgl. Schilling, Rost & Schermer 2004, S.50). Das DAI ist mit seinen 96 Items recht umfangreich (vgl. ebd., S.56).
Der „Test Emotion Questionare" (TEQ) von Pekrun et al. aus dem Jahr 2004 verfolgt einen weiteren interessanten Ansatz. Er erhebt neben Prüfungsangst auch weitere, unter anderem positive, Gefühle, die durch eine Prüfung entstehen können. Zu diesen Emotionen gehören Freude, Hoffnung, Stolz, Erlösung, Ärger, Scham und Hoffnungslosigkeit (vgl. Pekrun et al. 2004, S.310).
Als weiteres Instrument sei noch die „Cognitive Test Anxiety Scale" (CTAS) zu nennen, die im Jahr 2002 mit 27 Items explizit kreiert wurde, um sich bei der Erhebung auf die kognitiven Aspekte der Prüfungsangst zu konzentrieren. Dies resultiert aus den Befunden, dass kognitive Elemente die durchdringendsten und reliabelsten Komponenten der Prüfungsangst sind und sie damit die Leistung des Schülers am meisten beeinflussen (vgl. Furlan, Cassady & Pérez 2009, S.7f).
Letztlich seien noch die Childrens Test Anxiety Scale (CTAS), die sich mit ihren 50 Items alleinig auf die Messung von Prüfungsangst bei Kindern spezialisiert hat sowie das „Reactions to Tests" (RTT) genannt, das mit seinen vier Faktoren Anspannung, Besorgnis, irrelevante Gedanken und körperliche Symptome erfasst (vgl. Schilling, Rost & Schermer 2004, S.50) und dem TAI sehr ähnlich ist.
Für die Messung von Prüfungsangst stehen also sehr unterschiedliche Instrumente bereit, die sich je nach Kontext oder Forschungsperspektive einsetzen lassen.

4. Emotionsregulation und Prüfungsangst

Das nun folgende Kapitel fasst die bisherigen Erkenntnisse bezüglich Emotionsregulation und Prüfungsangst zusammen. Es verknüpft sie gleichermaßen und entwickelt daraus neue Hypothesen über die Beziehung zwischen Prüfungsangst und

Emotionsregulation, die sich in der folgenden Studie als Grundlage anbieten. Neben den vermuteten Entstehungsfaktoren für Prüfungsangst, dem Einfluss von Prüfungsangst auf die Wahl der Emotionsregulationsstrategie und anderen Faktoren, werden auch die Auswirkungen der einzelnen Strategien erläutert. Im Anschluss daran wird in Bezug auf die entstandenen Hypothesen die Wahl der Erhebungsinstrumente für die vorliegende Studie erläutert.

4.1 Verknüpfung der Erkenntnisse und Hypothesengenerierung

Wenn man Prüfungsangst mit dem gängigen Emotionsbegriff zusammenbringt, fällt einerseits auf, dass sie als Angstform zu einer der Basisemotionen geordnet werden kann (vgl. Sokolowski 2008, S.300f). Andererseits überschreitet sie mit ihrer Komplexität und ihrer Verwebung von emotionalen Reaktionsmustern, kognitiven Denkmustern und behaviouralen Tendenzen (vgl. Zeidner 1998, S. 32 f) die Form einer simplen Basisemotion und lässt sich wohl in den meisten Fällen als Emotionsschema bezeichnen (vgl. Izard et al. 2008, S.157f).

Es lassen sich für die vorliegende Studie einige Variablen aufstellen, bezüglich derer sich bei den Probanden erhöhte Prüfungsangstwerte vermuten lassen.

Das Geschlecht betreffend, sollte ein klarer Unterschied zwischen männlichen und weiblichen Werten zu erkennen sein. Die Frauen sollten dabei, wie in der Metaanalyse von Seipp & Schwarzer gezeigt, signifikant höhere Werte erzielen (vgl. Seipp & Schwarzer 1991, S.85).

Auch bezüglich des sozioökonomischen Hintergrundes existierte in einer Studie von Putwain ein kleiner aber signifikanter Effekt, der besagte, dass der subjektiv erlebte Wohlstand eines Heranwachsenden den Effekt der Prüfungsangst dämmt (vgl. Putwain 2007, S.582). Die Ergebnisse sollten auch für diese Studie höhere Prüfungsangstwerte bei niedrigerem sozioökonomischem Hintergrund vermuten lassen.

Da Prüfungsangst auch mit dem Selbstkonzept eines Probanden interagiert und diese mit einer schlechteren allgemeinen und fachspezifischen Kompetenzeinschätzung zusammenhängt (vgl. Swanson & Howell 1996, S. 389), wird auch eine höhere Ausprägung von Prüfungsangst bei geringer Kompetenzeinschätzung vermutet.

Gleichzeitig sollten die erhöhten Erwartungen an sich selbst, sofern geglaubt wird, sie nicht erfüllen zu können, auch mit gesteigerter Prüfungsangst einhergehen (vgl. Putwain, Woods & Symes 2010, S.152).

Zusätzlich sollte das Gefühl, der Situation hilflos ausgeliefert zu sein (vgl. Lavelle, Metalsky & Coyne 1979, S.385f), bzw. das Ergebnis der Prüfung mit eigener Anstrengung nicht beeinflussen zu können (vgl. Allen, Giat & Cherny 1974, S.968) die Entstehung von Prüfungsangst begünstigen.

Das Grundniveau der Prüfungsangst sollte also durch das Geschlecht, den sozioökonomischen Hintergrund, die Wichtigkeit der Prüfung, das allgemeine und fachspezifische Selbstkonzept, die erhöhte Leistungserwartung, und einem externalisierten Attributionsstil beeinflusst werden.

Die Prüfungsangst sollte von der Vorbereitungsphase (vgl. Cassady 2004, 571) bis hin zur Begegnung mit dem Stressor durch die zunehmende kognitive Interferenz konsequent, das heißt linear, ansteigen (vgl. Zeidner 1998, S. 50).

Es wird zudem vermutet, dass das Ausmaß der gesamten Prüfungsangst sich, wie in vorangegangen Studien zunehmend gezeigt werden konnte, negativ auf die Performanz auswirkt (vgl. Neuderth, Jabs & Schmidtke 2009, S.785 / Sparfeldt et al. 2005, S.226). Diese Beziehung sollte durch das Geschlecht (vgl. Chapell et al 2005, S. 268), den sozioökonomischen Hintergrund (vgl. Putwain 2008, S.331), das akademische Selbstkonzept (vgl. Goetz et al. 2008, S.185) und vor allem durch die Besorgnis (vgl. Koegh et al. 2004, S.241) des Probanden moderiert werden.

Auch in Bezug darauf, wie sich Prüfungsangst und die verschiedenen Emotionsregulationsstrategien über die Zeit gegenseitig beeinflussen, kann man auf der Grundlage des bisher erworbenen Wissens einige Hypothesen aufstellen.

Bevor man jedoch dieser Thematik nachgeht, steht die Frage im Raum, welche Emotionsregulationsstrategien bei Prüfungsangst überhaupt verwendet werden können. Wenn wir uns dem Vier-Felder-Modell von Prakinson und Totterdell bedienen, welche die einzelnen Emotionsregulationsstrategien durch die Unterscheidung der Dimensionen Vermeidung vs. Engagement und kognitiv vs. verhaltensbezogen charakterisierten (vgl. Egloff 2009, S.492), lassen sich, auf die Prüfungsangst bezogen, jeweils kognitiv vermeidende (z.B. kognitive Vermeidung/Ablenkung), verhaltensbezogen vermeidende (z.B.Verbergen /Rückzug), kognitiv engagierte (z.B. kognitive Neubewertung) und verhaltensbezogen engagierte Strategien (z.B.Analyse-Strategieentwicklung/Aufsuchen soziale Unterstützung) ausfindig machen.

Wenn man nun der Frage nachgeht, wie Prüfungsangst auf einzelne Strategien wirken müsste, lassen sich auf der Grundlage der vorangegangen Erkenntnisse auch bestimmte Hypothesen formulieren. Bezogen auf die unterschiedlichen

Emotionsregulationsstrategien, sollte ein höheres Maß an Prüfungsangst mit schlechterer Nutzung der antezedenten Strategien (vgl. Schmidt et al. 2010, S. 70), insbesondere weniger kognitiver Neueinschätzung (vgl. Hopp, Troy & Mauss 2011, S.538f), mehr Rückzugsverhalten (vgl. Olatunji, Forsyth & Feldner 2007, S.258), kognitive Vermeidung (vgl. Stowell, Tumminaro & Attarwala 2008, S.319), expressive Suppression und Substanzmissbrauch, aber auch mit häufigerem Aufsuchen sozialer Unterstützung einhergehen (vgl. Schmidt et al. 2010, S. 70). Außerdem lassen sich auch generell die Hypothesen aufstellen, dass höhere Prüfungsangstwerte gleichzeitig mit allgemein seltenerer Verwendung von Strategien zusammenhängt (vgl. Catanzaro 1993, S.329) und, wenn Strategien verwendet werden, meist ineffektivere Bewältigungsstrategien eingesetzt werden (vgl. Aysan, Thompson & Hamarat 2001, S.402).

Bei der Betrachtung der einzelnen Unterfaktoren der Prüfungsangst, sollten nach der Studie von Stöber Sorge und Emotionalität mit dem Aufsuchen sozialer Unterstützung, und kognitive Interferenz mit kognitiver Vermeidung / Ablenkung einhergehen (vgl. Stöber 2004, S.220). Außerdem sollten geschlechtsbezogene Zusammenhänge auftreten. Bei Frauen sollten sich zwischen Sorge und Vorbereitung sowie Vermeidung, Emotionalität und Vorbereitung Zusammenhänge finden lassen. Außerdem sollten kognitive Interferenz und Vorbereitungsstrategien bzw. Vermeidung und Mangel an Zuversicht und Vermeidung positiv miteinander korrelieren. Bei den männlichen Versuchspersonen sollte auf der einen Seite zwischen Emotionalität und sozialer Unterstützung ein Zusammenhang zu finden sein, während auf der anderen Seite kognitive Interferenz und Vorbereitung bzw. Vermeidung in einer positiven Beziehung zueinander stehen sollten (vgl. ebd., S.221).

Wenn man umgekehrt die Auswirkungen der einzelnen Strategien auf Prüfungsangst betrachtet, lassen sich ebenso einige Hypothesen bezüglich der Untersuchung formulieren.

Generell sollte der Einsatz von Emotionsregulationsstrategien temporär zu höheren kognitiven Einbußen und dadurch zumindest zeitweise zu kognitiver Interferenz führen (vgl. Scheibe & Blanchard-Fields 2009, S.222). Vorbereitungsstrategien sollten im Zusammenhang mit besserer Leistung, Vermeidungsstrategien mit schlechterer Performanz, stehen. Zudem sollten die Vermeidung der Inhalte (vgl. Cohen, Ben-Zur & Rosenfeld 2008, S.299) und expressive Suppression die Prüfungsangst nicht beeinflussen oder sie noch erhöhen (vgl. Amstadter 2008, S. 216f). Zusätzlich sollte der

Gebrauch von expressiver Suppression während des Lernens mit schlechteren Erinnerungsleistungen bei der Prüfung zusammenhängen (vgl. Egloff 2009, S. 718f).
Bezüglich der zeitlichen Entwicklung der Verhältnisse sollten die Sorgenkomponenten der Prüfungsangst schon in den ersten sechs Tagen dominant sein (vgl. Zeidner 1998, S. 50f), die mit kognitiver Interferenz einhergehen können (vgl. Cassady 2004, 571). Während des Prüfungstages sollte neben Sorge und kognitiver Interferenz vor allem auch die Emotionalität stark ausgeprägt sein (vgl. Zeidner 1998, S. 50).
Zusätzlich wird vermutet, dass die Ausprägung bestimmter Emotionsregulationsstrategien von einigen Faktoren mit beeinflusst sein wird. Da in einigen Studien Frauen eher sozial orientierte und Männer eher instrumentelle Strategien wie Ablenkung oder Problemlösung anwenden (vgl. Morris et al. 2007, S. 374 /Aysan, Thompson & Hamarat 2001, S.408), lässt sich für diese Untersuchung auch die Hypothese aufstellen, dass die Strategieverwendung geschlechtlichen Tendenzen unterliegt.
Außerdem sollten sich bezüglich der Strategienutzung bestimmte Altersunterschiede feststellen lassen. Durch die in der Entwicklung entstehende zunehmende Selbstständigkeit bei der Regulation der Emotionen (vgl. Allen & Miga 2010, S.185), wird im Rahmen dieses Buches vermutet, dass ältere Probanden weniger soziale Unterstützungsstrategien anwenden werden. Außerdem sollte, da im späteren Alter wahrnehmungsbezogene und kognitive Prozesse die Hauptwerkzeuge zur Regulation darstellen (vgl. Izard et al. 2008, S.157f), das Alter positiv mit kognitiver Neueinschätzung und kognitiver Vermeidung zusammenhängen. Schließlich sollten die Strategien der älteren Probanden auch eine längere zeitliche Wirkung auf die Prüfungsangst zeigen, da die Regulierungen im höheren Erwachsenenalter bei einer Studie von Larcom und Isaacowitz länger anhielt (vgl. Larcom & Isaacowitz 2009, S.739).
Sicherlich wäre zudem interessant gewesen, wie sich die Aktivität der Amygdala während der Untersuchung verändert (vgl. Tottenham et al. 2010, S.1467), welche Reaktivitätsmuster der präfrontale Kortex zeigt (vgl. Dennis & Solomon 2010, S.456) oder wie sich andere physiologische Maße über den Zeitraum verändern. Zusätzlich wäre wohl auch die Messung der Mutter-Kind-Bindung (vgl. Allen & Miga 2010, S.185) oder des Lehrer-Schüler-Verhältnisses (vgl. Urhahne et al. 2010, S. 170f) aufschlussreich gewesen. Schließlich hätte man auch die Veränderung der Prüfungsangst nach der Prüfung, also in der Ergebnis- bzw. Reflexionsphase, messen

können. Allerdings wären solche Erhebungen im Rahmen dieser Studie zu umfangreich und aufwändig geworden.

4.2 Wahl der Messinstrumente

Im Hinblick auf die erstellten Hypothesen ist die Messung mehrerer Konstrukte notwendig. Zu Beginn sollte geklärt werden, welche Messinstrumente für die beiden Hauptelemente Emotionsregulation und Prüfungsangst gewählt werden.

Bezüglich Prüfungsangst bietet sich die Kurzform des TAI-G an. Zu aller erst ist die Faktorenstruktur des TAI-G sehr gut beforscht. Bei der Kurzform des TAI-G werden daher, wie beim ursprünglichen TAI-G, auch die vier Faktoren Sorge, Emotionalität, kognitive Interferenz und Mangel an Zuversicht abgebildet. Außerdem korrelieren seine Skalen zu r=.98 mit dem Originalfragebogen (vgl. Wacker, Jaunzeme & Jacksztat 2008, S.73). Zudem besticht er im Gegensatz zu den anderen Messinstrumenten im Kontext dieser Studie durch seine Prägnanz und geringe Durchführungszeit. Zudem sei noch seine hohe interne Konsistenz (cronbachs α=.93) als dafür sprechendes Argument zu nennen (vgl. ebd., S.79).

Bei der Messung der Emotionsregulation würde sich aufgrund seiner Bekanntheit und empirischen Bestätigung auf den ersten Blick der ERQ anbieten. Um jedoch den Facettenreichtum der möglichen Emotionsregulationsstrategien bei Prüfungsangst vollständig abzubilden, würde er nicht ausreichen, da er lediglich kognitive Neueinschätzung und expressive Suppression misst (vgl. Wiltink et al. 2011, S.5f), und, wie in vorangegangenen Kapiteln erwähnt wurde, noch weitere Strategien bezüglich Prüfungsangst existieren, die in dieser Studie nicht ignoriert werden sollten.

Da es sich bei Prüfungsangst um ein durchweg negatives Gefühlskonstrukt handelt, würde auch die Verwendung des Fragebogen TEARS, der sich vor allem auf die Bestärkung oder Abdämpfung von Emotionen beschäftigt (vgl. Hamilton et al. 2009, S.258), weniger sinnvoll sein, da er beispielsweise keine prüfungsrelevanten Strategien beinhaltet.

Der Fragebogen, der für diese Untersuchung am besten geeignet scheint, ist der Fragebogen zur Emotionsregulation im Lern- und Leistungskontext (vgl. Scheibe 2009, S.58), da er mit den auf 36 Items angegeben Strategien genau auf den Umgang mit negativen Emotionen im Prüfungskontext abzielt.

Außerdem sollten für die Validierung der oben aufgestellten Hypothesen die Konstrukte allgemeines leistungsbezogenes Selbstkonzept, fachspezifisches

Selbstkonzept, sozioökonomischer Hintergrund, die Höhe der Erwartungen an sich selbst und die Externalität des Attributionsstils erhoben werden.
Für die Erhebung des allgemeinen leistungsbezogenen und des fachspezifischen Selbstkonzepts wird ein Ausschnitt aus den SESSKO, den „Skalen zur Erfassung des schulischen Selbstkonzepts" von Schöne, Dickhäuser, Spinath & Stiensmeier-Pelster aus dem Jahr 2002 eingesetzt. Der Fragebogen besteht eigentlich aus vier Teilbereichen, die das akademische Selbstkonzept jeweils unter Berücksichtigung verschiedener Bezugsnormen messen sollen (vgl. Waligora 2003, S.465). In die vorliegenden Analysen wird allerdings nur die aus fünf Items bestehende referenzrahmenfreie, absolute Selbstkonzeptskala einbezogen und zusätzlich auf die fachspezifische Situation übertragen. In Bezug auf die Leistungserwartungen an sich selbst wird ein Item aus der Studie von Reuman aus dem Jahr 1989 extrahiert (vgl. Reuman 1989, S.15), das mit einem selbst entwickelten Item, das erfasst, mit welcher Leistung der Proband zufrieden wäre, verglichen werden kann. Für die Erfassung des Attributionsstils bezüglich der Prüfung wird auf den „Attributional Style Questionare" von Peterson et al. zurückgegriffen, bei dem verschiedene Situationen imaginiert und attribuiert werden sollen (vgl. Peterson et al 1982, S. 290ff). Für die vorliegende Studie soll sich die Versuchsperson das positive und negative Abschneiden bei der Prüfung vorstellen und den selbst ernannten Grund für das jeweilige Ergebnis auf den Dimensionen des ASQ einschätzen.
Für den sozioökonomischen Hintergrund wird die „Bücheraufgabe" der deutschen Shell-Studie verwendet, die anstatt nach dem Einkommen der Eltern zu fragen, den diesen über die geschätzte Anzahl der im Haus befindlichen Bücher erhebt (vgl. Paulus 2009, S.4). Für die umfassendere Auswertung der Ergebnisse und den Abgleich mit den Hypothesen werden ebenfalls soziodemographische Daten wie Geschlecht, Alter, Ausbildungsgrad und Beruf mit Hilfe von vorgefertigten Standardfragen der wissenschaftlichen Online-Fragebogen-Website „www.soscisurvey.de" erhoben.

5. Methode

Dieses Kapitel soll nicht nur einen Einblick über die Methoden geben, die in diesem Buch die Grundlage zur Auswertung der erhobenen Daten darstellten.
Es soll auch die Stichprobe und die gesamte Untersuchungsprozedur beschrieben werden. Zusätzlich werden im Anschluss die statistischen Analyseprogramme und das genaue Vorgehen erläutert.

5.1 Mehrebenenanalyse

Die Mehrebenenanalyse ist ein statistisches Verfahren, das beispielsweise im Gegensatz zur einfachen Regressionsanalyse die Fähigkeit besitzt, mehre Analyseebenen zu berücksichtigen. Eine Voraussetzung dafür ist, dass die Objekte einer bestimmten Ebene durch die Elemente der nächst höheren Ebene definierbar sind (vgl. Ditton 1998, S. 11).

Eine solche Vorgehensweise setzt jedoch Datensätze mit hierarchischen Strukturen voraus (vgl. ebd., S. 12). Solche Hierarchien entstehen in der Realität meist durch die Ähnlichkeit von einzelnen Gruppenmitgliedern bezüglich bestimmter Eigenschaften und Merkmale (vgl. Radisch 2012, S.51). Wenn sich beispielsweise Schüler einer bestimmten Clique oder Klasse stärker ähneln als im Vergleich zu anderen Cliquen oder Klassen (vgl. Ditton 1998, S. 13), dann liegt das häufig daran, dass sich die Personen bereits aufgrund ihrer Ähnlichkeit gefunden haben oder sie auf der Grundlage jener Gemeinsamkeiten institutionell zusammengebracht wurden. Die anschließend entstehenden gemeinsamen Entwicklungs- und Sozialisationserfahrungen begünstigen die Gemeinsamkeiten zusätzlich (vgl. Radisch 2012, S.51).

Herkömmliche statistische Verfahren (regressionsanalytisch oder varianzanalytisch) würden von einer Unabhängigkeit der entstandenen Daten ausgehen (vgl. ebd., S.52). Die dadurch entstehende Ignoranz der hierarchischen Struktur würde möglicherweise unbrauchbare Ergebnisse generieren und damit zu gravierenden Interpretationsfehlern führen (vgl. Ditton 1998, S. 13).

Die Mehrebenenanalyse kann die Komplexität hierarchischer Datenstrukturen berücksichtigen. Dabei können drei verschiedene Effekte beobachtet werden. Die Effekte der Individualvariablen (z.B. Alter eines Mitarbeiters), die Effekte von Aggregatvariablen (z.B. Größe einer bestimmten Abteilung) und das Zusammenwirken von Aggregat und Individualvariablen (vgl. ebd., S. 16). Bei der Mehrebenenanalyse gibt es ebenfalls die Möglichkeit mehr als zwei unterschiedliche Ebenen zu untersuchen (vgl. ebd., S. 18).

Wichtige Voraussetzungen für die Auswertung mit Hilfe der Mehrebenenanalyse sind die messfehlerfreie Erhebung der Variablen, die Intervallskalierung der Kriteriumsvariable und die Dummycodierung von nominal exogenen Variablen auf allen Ebenen (vgl. Langer 2000, S.88).

Die Berechnung der Kriteriumsvariablen erfolgt bei der Mehrebenenanalyse von zwei

Ebenen auf der Grundlage der einfachen Regressionsgleichung:

$$Y_i = \beta_0 + \beta_1 * X_{1i} + r_i$$

Der zu ermittelnde Wert der abhängigen Variable wird also auch hier durch die Regressionsgerade, einem Regressionsgewicht mit dem dazugehörigen Wert einer unabhängigen Variable und dem Regressionsresiduum bestimmt (vgl. Radisch 2012, S.53f).

Was sich nun im Hinblick auf das Mehrebenenmodell verändert, ist die Einbeziehung einer zweiten Ebene. Dazu wird die Regressionsgleichung einer bestimmten Kategorie j der zweiten Ebene zugeordnet:

$$Y_{ij} = \beta_{0j} + \beta_{1j} * X_{ij} + r_{ij}$$

Nun muss die zweite Ebene definiert werden. Dazu werden die besonderen Bedingungen der einzelnen Kategorien, die sich in den jeweiligen Parametern für die Regressionskonstante und die Steigung manifestieren, spezifiziert:

$$\beta_{0j} = \gamma_{00} + \gamma_{01} * W_j + u_{0j}$$

$$\beta_{1j} = \gamma_{10} + \gamma_{11} * W_j + u_{1j}$$

In diesen Regressionsgleichungen, die die zweite Ebene der Mehrebenenanalyse für j definieren, werden die spezifische Regressionskonstante und die Steigung also durch die jeweiligen gruppenspezifischen Einflusskomponenten definiert. Die Gesamtgleichung für die Arbeit mit der Mehrebenenanalyse sieht also folgendermaßen aus (vgl. ebd., S.54ff):

$$Y_{ij} = \gamma_{00} + \gamma_{01} * W_j + \gamma_{10} + \gamma_{11} * W_j * X_{ij} + u_{0j} + u_{1j} + X_{ij} + r_{ij}$$

Durch die rechnerische Integration gruppenspezifischer Subfaktoren können also hierarchische Strukturen entsprechend einbezogen und berücksichtigt werden.

5.2 Tagebuchstudien

Tagebuchstudien sind längsschnittliche Forschungsdesigns, bei denen Versuchspersonen täglich zu einem bestimmten Konstrukt befragt werden. Sie liefern damit einen realistischen Ausschnitt aus dem natürlichen und spontanen Lebenskontext eines Probanden (vgl. Bolger, Davis & Rafaeli 2003, S.580).

Die Vorteile dieser Art der Befragung liegen vor allem in der Reduktion der Verzerrung durch Retrospektion durch den minimalen Abstand zwischen den erfragten Ereignissen und der eigentlichen Befragung (vgl. ebd., S.580).

Ein Nachteil besteht im höheren Aufwand für die Versuchsperson. Außerdem weiß man bis jetzt noch nicht sicher, ob die Methode während der Befragung nicht auch als eine Art Interventionsmaßnahme, die Konstruktkognitionen und Selbstreflexion beeinflusst, wirksam ist. (vgl. ebd., S.592).

Die Forschungsfragen, die Tagebuchstudien gut beantworten können, können sich auf Personen-Level-Informationen, die Veränderungen einer Personen über die Zeit oder die Veränderungen einer Personen über die Zeit mit Hinblick auf interindividuelle Differenzen, beziehen (vgl. ebd., S.581).

Man kann dabei entweder Zeit-basierte Designs, die nach einem vorgegebenen oder zufälligen Zeitintervall ein Ausfüllen der Fragebögen verlangt, oder Ereignis-basierte Designs, die dies nach jedem Auftreten eines vorher festgelegten Ereignisses erfordert, verwenden (vgl. ebd., S.588).

Man kann außerdem auf unterschiedliche Instrumente wie die ausschließliche Verwendung von Fragebögen, den Einsatz eines Pagers zur fixierten oder randomisierten Erinnerung oder sogar (Mini-)Computer zur Kontrolle darüber, wann die Daten eingegeben wurden, zurückgreifen (vgl. ebd., S.593).

Wichtig ist dabei, dass die Forschungsfrage und das Design gut aufeinander abgestimmt werden (vgl. ebd., S.588).

5.3 Tagebuchstudien und Mehrebenenanalyse

Bei der Analyse von Tagebuchstudien bietet sich, neben anderen methodischen Möglichkeiten, vor allem die Mehrebenenanalyse an (vgl. Bolger, Davis & Rafaeli 2003, S.600). Im oberen Abschnitt zur Mehrebenenanalyse wurde der primäre Zweck dieses Modells erläutert, nämlich die Erhebung und Auswertung hierarchisch strukturierter Umwelten. Um die verschiedenen Ebenen nun auf Längsschnittdaten, wie sie aus Tagebuchstudien hervorgehen, zu übertragen, müssen auf der Ebene 1, anstatt des jeweiligen Messwertes eines Individuums, die verschiedenen zeitbezogenen Messwerte jeweils einer Person lokalisiert werden. Auf der zweiten Ebene werden nun die einzelnen Personen, anstatt beispielsweise eine ganze Abteilung, verortet (vgl. Langer 2009, S.223). Es wird durch diese Schachtelung, also ähnlich wie bei der herkömmlichen Mehrebenenanalyse, vermutet, dass die einzelnen wiederholten Messungen hinsichtlich ihrer Versuchsperson ähnlicher sind, als im Vergleich zu Messwerten von anderen Personen (vgl. Bickel 2007, S.285). Die unabhängige Variable auf der ersten Ebene ist also jetzt die Zeit, wohingegen auf der zweiten Ebene unabhängige Variablen hinzukommen können, die individuell auf die einzelnen Personen einwirken können. Man kann also hierbei von einer Schachtelung von Messwiederholungen innerhalb der einzelnen Personen sprechen. Wenn man eine dritte Ebene mit einbeziehen würde, könnte man zusätzlich beispielsweise die Zugehörigkeit der Personen zu bestimmten Institutionen oder Interventionsmaßnahmen berücksichtigen (vgl. Ditton 1998, S. 148).

In Bezug auf diese Studie lässt sich also auch mit Hilfe der Mehrebenenanalyse, durch die Berücksichtigung der verschiedenen Kovariaten, eine individuelle Wachstumskurve für die Prüfungsangst der einzelnen Versuchsteilnehmer erstellen, die die Veränderung der Prüfungsangst bis zum Tag der Prüfung voraussagen soll.

Die Mehrebenenanalyse weist bezüglich des Längsschnittdesigns einige Vorteile gegenüber herkömmlichen varianz- oder regressionsanalytischen Verfahren auf. Zum einen lässt sich für jede Personen eine einzelne Regressionsgleichung aufstellen, die überprüft werden kann. Außerdem ist es bei der Mehrebenenanalyse keine Voraussetzung, dass vollständige Daten für alle Personen zu allen Messzeitpunkten existieren. Des Weiteren dürfen die Messzeitpunkte variieren. Schließlich lassen sich auch die personenspezifischen Regressionsparameter optimal aus den Eigenschaften der Personen erklären (vgl. Langer 2009, S.227).

5.4 Regression und Korrelation

Das Korrelationsmaß, das in der Psychologie häufig zur Beschreibung von Daten verwendet wird, ist ein Maß für den Zusammenhang der Ausprägungen zweier Variablen (vgl. Sedlmeier & Renkewitz 2008, S.206). Der Wertebereich des Korrelationskoeffizienten liegt zwischen -1 und 1, wobei -1 einen perfekt negativen, 1 einen perfekt positiven und 0 keinen linearen Zusammenhang anzeigen würde (vgl. Sedlmeier & Renkewitz 2008, S.206).

Die lineare Regression versucht, aufbauend auf einer Korrelation, eine Vorhersage der Werte eines Kriteriums durch jene eines Prädiktors zu veranlassen (vgl. ebd., S.244f). Im Rahmen dieser Studie wird auch auf die multiple Regression zurückgegriffen, mit derer man mehrere Prädiktoren gleichzeitig in eine Vorhersage miteinbeziehen kann, um so die Vorhersagekraft einer Erklärung mittels der vorliegenden Daten zu steigern (vgl. ebd., S.274f). Das Maß für die Güte der Erklärung der abhängigen Variablen durch die Kombination der verschiedenen Prädiktoren lässt sich im Regelfall durch den multiplen Determinationskoeffizienten R^2 berechnen (vgl. ebd., S.281f).

5.5 Stichprobe

Die Stichprobe bestand aus 38 voneinander unabhängigen Versuchspersonen, die sich entweder aufgrund von Teilnahmeaufrufen in themenbezogenen Internetforen, E-Mail-Verteilern verschiedener Universitäten Deutschlands oder einer extra dafür eingerichteten Website innerhalb eines sozialen Netzwerkes meldeten. Als Anreiz, an der Studie teilzunehmen, wurden vier Mal 50 Euro verlost.

30 von den 38 Versuchspersonen durchliefen dabei die gesamte Untersuchungsprozedur.

Unter den 38 Probanden waren 26 weibliche und zwölf männliche Teilnehmer. Das Alter der Probanden reichte vom 17. bis zum 49. Lebensjahr, wobei der Mittelwert mit einer Standardabweichung von 5,2 Jahren bei 23,84 Jahren liegt.

24 der 38 Versuchspersonen befanden sich schon im tertiären Bildungssystem oder im Beruf. 18 Versuchspersonen waren Studenten. Die beruflich tätigen Teilnehmer waren in den Bereichen Medizin, Finanzwesen, Groß- und Außenhandel, Versicherungen, Anthropologie und Bildung vertreten. Die übrigen 16 Versuchspersonen befanden sich noch im sekundären Bildungssystem und absolvierten gerade an unterschiedlichen Schulen ihr Abitur.

5.6 Untersuchungsprozedur

Im Rahmen dieser Untersuchung wurden jedem Teilnehmer insgesamt sieben Fragebögen geschickt.[2] Diese Fragebögen wurden den Probanden per Email so

[2] Die Fragebögen sind im Anhang dieser Arbeit zu finden

zugesandt, dass sie an sieben aufeinanderfolgenden Tagen auszufüllen waren. Der siebte Tag stellte für die Probanden den Tag der Prüfung dar.
Die Fragebögen sollten immer am Abend desselben Tages ausgefüllt werden, um alle möglichen emotionalen Regungen und die entsprechenden Regulationsversuche des gesamten Tages zu erfassen. Eine offizielle Instruktion bezüglich eben genannter Begebenheiten wurde jeder Versuchsperson fünf Tage vor der Befragung per Mail zugesandt.
Sobald eine Versuchsperson, aus welchen Gründen auch immer, die Beantwortung eines täglichen Fragebogens nicht im angegebenen Zeitraum erledigte, wurden die Ergebnisse dieses Tages bei der Auswertung nicht berücksichtigt, um eine mögliche Verzerrung der Daten durch Erinnerungsfehler zu vermeiden.
Nach der insgesamt zwei Monate andauernden Untersuchungsprozedur wurde jedem der Teilnehmer, die vollständig an der Befragung teilgenommen hatten, eine Email bezüglich der wichtigsten Studienergebnisse und des Ausgangs des Gewinnspiels zugesandt.

5.7 Statistische Analyseverfahren

Für die Berechnung der Wachstumskurven und der Mehrebenenstruktur für die Längsschnittdaten wurde das Programm Mplus© Version 6.11 benutzt. Dabei konnten mit Hilfe der FIML (full information maximum likelihood)-Prozedur, die das Programm automatisch durchführt, auch Daten von jenen Versuchspersonen in die Berechnung mit einfließen, die nicht alle sieben Tage an der Studie teilgenommen hatten.
Bei der Analyse von einfachen deskriptiven Zusammenhangsmaßen und der damit zusammenhängenden Regressionsrechnungen wurde das Programm IBM® SPSS® Statistics Version 20.0.0 verwendet. Außerdem wurde für die Moderatorenanalyse des Alters bezüglich der Beziehung zwischen Emotionsregulation und Prüfungsangst das Skript „modprobe.sbs" von Hayes benutzt (vgl. Hayes 2012, S.1).

6. Ergebnisse

In diesem Teil des Buches werden die Ergebnisse der Berechnungen, die mit den Programmen Mplus und SPSS ausgeführt wurden, dargelegt. Dabei werden erst die Ergebnisse der Mehrebenenanalyse beschrieben, wonach im Anschluss die Datenstrukturen regressiver und korrelativer Verfahren vorgestellt werden.

6.1 Ergebnisse der Mehrebenenanalyse

Es konnten mit Hilfe der Mehrebenenanalyse individuelle Wachstumskurven für die Teilnehmer der Studie bezüglich der Prüfungsangst berechnet werden.

Ausgehend von den theoretischen Annahmen wurde über die sieben Tage eine linear steigende Wachstumskurve vorhergesagt.

Zu aller erst wurde überprüft, ob dieser lineare Anstieg auch in den Daten zu finden war, indem man die lineare Steigung über die Tage ohne Kovariaten vorhersagte.

Schon die Informationen zum Modell-Fit verrieten, dass das Modell nicht zu den Daten passte. Der χ^2-Wert lag bei 56,57 bei einem P-Wert von 0,0001, der RMSEA (Root Mean Square Error of Approximation)-Koeffizient lag bei 0,19 und der 90%-Konfidenzintervall unterschritt die 0,05-Grenze mit 0,13 und 0,26 nicht, was, wie auch durch den SRMR-Wert (Standardized-Root-Mean-Square-Residual) von 0,17 verdeutlicht wird, der kleiner als 0,05 sein sollte, daraufhin deutet, dass das Modell für eine Passung deutlich modifiziert werden sollte.

Auch bei den Modellergebnissen konnte man erkennen, dass es nur einen kleinen (M=0,02), nicht signifikanten (p=0,16), linearen Anstieg gab.

Jedoch war die Varianz des linearen Anstiegs signifikant (p=0,02), was für die weiteren Berechnungen insofern von Bedeutung ist, als dass nur unter diesem Umstand in der späteren Rechnung Kovariaten hinzugezogen werden können, um diese Variation zu erklären.

Wenn man sich die Mittelwerte der Prüfungsangst über die sieben Tage hinweg ansah (M=2,28; 2,17; 2,24; 2,28; 2,29; 2,45; 2,25), ließ sich zwar eine leichte Steigerung vom zweiten bis zum sechsten Tag erkennen, ein durchgehend lineares Wachstum ist jedoch nicht wiederzufinden. Was jedoch auffällt, ist die rapide Steigung am sechsten Tag, die sich von den übrigen Tagen stark abhebt. Auf der Grundlage dieses Befundes ist es möglich, mit Hilfe einer Dummy-Variable, die in den Datensatz integriert wird, die Vorhersage durch die Prognose des bedeutsamen Anstiegs am sechsten Tag zu ergänzen.

Dafür musste in Mplus der Befehl zur Mehrebenenanalyse gewählt werden. Bei der Analyse der Prüfungsangst über die Zeit hinweg, ließ sich im Mehrebenenmodell für die Prüfungsangst eine Intra-Klassen-Korrelation von 0,70 errechnen, die besagt, dass 70% der Variation in der Prüfungsangst durch die persönlichen Merkmale und 30% über die situative Veränderung erklärt werden kann. Für die Emotionsregulation ergab sich dabei der Wert von 0,80. Die Dummyvariable wurde nun zur Vorhersage der

Prüfungsangst auf dem Within-Level verwendet, also um die Varianz der Werte innerhalb einer Versuchsperson zu erklären, wohingegen die Variablen Geschlecht, sozioökonomischer Hintergrund, allgemeines Selbstkonzept, fachspezifisches Selbstkonzept, Wichtigkeit der Prüfung, Leistungserwartung und Externalität des Attributionsstils einzeln und gemeinsam die Werte der Prüfungsangst auf dem between-Level erklären sollten, also der Varianz zwischen den Versuchspersonen.

Die unabhängigen Variablen wurden, bis auf die dummycodierte Variable, um den Null-Wert herum zentriert, um die spätere Interpretation zu erleichtern (vgl. Geiser 2011, S.214).

Es ergab sich nun bei der Vorhersage der Daten ein saturiertes Modell, das die Informationen dieser voll ausschöpft und daher eine perfekte Passung der Daten auf das Modell anzeigt, was für die Interpretation der Modell-Passung daher leider nicht aufschlussreich ist (vgl. ebd., S.50).

Trotzdem ließen sich die einzelnen Prädiktoren auf ihren Einfluss hin untersuchen. Die Dummyvariable wies auf dem Within-Level eine signifikante Prädiktion hinsichtlich der Prüfungsangst auf (γ_{11}=0,19 bei einem p-Wert von 0,01). Auf dem Between-Level war das allgemeine Selbstkonzept der stärkste Prädiktor (γ_{01}=-0,38), dicht gefolgt von der Wichtigkeit der Prüfung (γ_{02}=-0,37) und dem Geschlecht der Teilnehmer (γ_{03}=-0,26). Die Leistungserwartung (γ_{04}=-0,10), das fachspezifische Selbstkonzept (γ_{05}=0,01), der sozioökonomische Hintergrund (γ_{06}=0,02) und die Externalität der Attributionen (γ_{07}=0,09) stellten sich im Zusammenhang mit den anderen Variablen als schwache Prädiktoren heraus. Nur die Vorhersagefähigkeit der Prüfungsangst durch das allgemeine Selbstkonzept war auf dem Between-Level signifikant (p=0.02). Um einem Suppressionseffekt zuvorzukommen, bei dem sich die Variablen wegen ihrer Interkorrelation gegenseitig daran hindern, ihre volle Vorhersagekraft bezüglich der abhängigen Variable zu zeigen, wurde die Analyse außerdem um eine einzelne Analyse der Prädiktoren erweitert. Dabei stellte sich auch das fachspezifische Selbstkonzept als signifikanter Prädiktor heraus (γ_{01}=-0,16 bei einem p-Wert von 0,02).

Als errechneter durchschnittlicher Prüfungsangstwert, wenn alle Prädiktoren null waren, ergab sich für das Intercept auf dem Between-Level ein Wert von γ_{10}=2,27, der auf der Prüfungsangstskala, die von eins bis vier reichte, sehr plausibel ist. Dieser Wert sagt vorher, um wie viel Punkte die Prüfungsangst stiege, wenn die Prädiktoren um eine Einheit wachsen würden.

6.2 Ergebnisse der Regressionsanalysen

Die nun folgenden Ergebnisse prüfen die Regressionsmodelle, die zur Vorhersage der relevanten Prüfungsleistung, der Prüfungsangst desselben Tages und des Folgetages, dienen sollten.

6.2.1 Vorhersage der Leistung

Zu aller Erst wurde errechnet, ob sich durch die vorhergesagten Faktoren Prüfungsangst, die Analyse und Entwicklung von Strategien, die Vermeidung prüfungsrelevanter Gedanken, die expressive Suppression und die bisherige Leistung die Leistung der relevanten Prüfung vorhersagen ließ. Der Determinationskoeffizient R^2, der den erklärten Varianzanteil der abhängigen Variable durch ein statistisches Modell erfasst, fiel für dieses Modell mit 0,42 aus. Dies bedeutet, dass sich die Leistung auf Grund der gefundenen Daten mit den genannten Faktoren zu 42 % vorhersagen ließ. Die β-Gewichte verteilten sich bei der Regression so, dass die bisherige Leistung am meisten Varianz aufklären konnte (β= 0,46), wonach die Verwendung von Analyse- und Vorbereitungstechniken auch einen Teil der Varianz aufklärte (β= 0,24). Die Prüfungsangst an sich(β= 0,12) und die Vermeidung(β= 0,15) schienen auch einen kleinen Einfluss auf die Leistung zu haben, wohin die expressive Suppression fast gar keine Varianzaufklärung lieferte (β= 0,01).

6.2.2 Vorhersage der Prüfungsangst am gleichen Tag

Für die Prüfungsangst die täglich von den Probanden empfunden wurde, wurde ebenfalls eine Regressionsanalyse erstellt. Das Modell zog, auf den bisherigen Theorien und Befunden aufbauend, das Aufsuchen von sozialer Unterstützung, die expressive Suppression, den Missbrauch von Substanzen, die kognitive Vermeidung und die kognitive Neueinschätzung heran, um die Variable Prüfungsangst zu erklären. Das Modell konnte mit einem Determinationskoeffizienten von R^2=0,46 die Varianz der Daten erklären.

Den größten Einfluss hatte bei der Entwicklung von Prüfungsangst die expressive Suppression (β= 0,54). Dahingegen hatte die kognitive Neueinschätzung den zweitgrößten, jedoch negativen, Einfluss (β= -0.33). Auch die soziale Unterstützung (β= 0,32) und der Missbrauch von Substanzen (β= 0,26) konnten die Variation der Prüfungsangst mit erklären. Die kognitive Vermeidung hatte hingegen einen zu vernachlässigenden Einfluss (β= 0,01).

6.2.3 Vorhersage der Prüfungsangst am nächsten Tag

Auch für die Vorhersage der Prüfungsangst am nächsten Tag wurde ein Regressionsmodell erstellt. Es wurde dabei angenommen, dass dieselben Faktoren, wie bei der Prognose der Prüfungsangst für denselben Tag herangezogen werden können. Dieses Modell hatte eine weniger hohe, aber immer noch beachtliche, Passung (R^2=0,38), bei der Vorhersage der Prüfungsangst durch die Faktoren des Vortages. Die Verteilung der Regressionsgewichte fiel ähnlich aus. Bei dem Auftreten der Prüfungsangst des Folgetages hatte die expressive Suppression (β= 0,48) wieder den größten Einfluss, gefolgt von der kognitiven Neueinschätzung (β= -0.39). Ihr Einfluss stieg im Vergleich zur Prüfungsangst-Beziehung am Vortag sogar. Die Einflüsse der sozialen Unterstützung (β= 0,29), des Missbrauchs von Substanzen (β= 0,22) und der kognitiver Vermeidung (β= 0,12) fielen ebenfalls ähnlich aus, wie jene am Vortag.

6.3 Korrelative Einzelergebnisse

Dieser Teil enthält die Prüfung verschiedener Korrelationen, die aufgrund der vorher aufgeworfenen Hypothesen vermutet wurde.

Das Alter der Probanden korrelierte signifikant negativ mit dem Aufsuchen sozialer Unterstützung (r=-.36), und ohne Signifikanz negativ mit kognitiver Neueinschätzung (r=-.23) und kognitiver Vermeidung (r=-.09).

Außerdem wurde mit Hilfe einer Moderatorenanalyse analysiert, ob das Alter die Beziehung zwischen Emotionsregulationsstrategien und der Prüfungsangst am nächsten Tag beeinflusst, da vermutet wurde, dass die Emotionsregulation älterer Probanden länger anhält. Alle drei Variablen waren dabei normalverteilt und wurden für die adäquate Analyse z-standardisiert. Abhängige Variable war die Prüfungsangst, Prädiktoren waren die Emotionsregulation am Vortag, das Alter der Probanden und die Interaktion zwischen ihnen. Bei unterdurchschnittlichem (eine Standardabweichung unterhalb des Mittelwerts), durchschnittlichem und überdurchschnittlichem (eine Standardabweichung oberhalb des Mittelwerts) Alter war die Emotionsregulation kein signifikanter Prädiktor für die Prüfungsangst (β=-0,03 p=.72; β=-0,01 p=.76; β=-0,006 p=.94). Das heißt, dass das Alter kein signifikanter Moderator zwischen dem Emotionsregulation und der Prüfungsangst am Folgetag war.

Das Geschlecht der Teilnehmer korrelierte in jenem Maße mit den Emotionsregulationsstrategien, dass Weiblichkeit positiv mit dem Aufsuchen sozialer

Unterstützung (r=.29), und Männlichkeit negativ mit Strategieverwendung (r=-.22) und kognitiver Vermeidung (r=-.04) verbunden war.

Die Ausprägung von Prüfungsangst und die allgemeine Verwendung von Emotionsregulationsstrategien korrelierten positiv mit r=.35. Wenn man sich die Korrelationen zwischen einzelnen Komponenten der Prüfungsangst und zwischen den verschiedenen Emotionsregulationsstrategien ansieht, fällt ein sehr hoher Zusammenhang zwischen Emotionalität und Sorge auf (r=.77) und mittlere bis mäßige Zusammenhänge zwischen sozialer Unterstützung und Sorge (r=.32) bzw. Emotionalität (r=.23). Alle Zusammenhänge sind dabei jedoch auf einem Niveau von 0,01 signifikant. Auch kognitive Interferenz und kognitive Vermeidung hingen hoch signifikant miteinander zusammen (r=.35).

Bei der isolierten Berechnung der Zusammenhänge der einzelnen Strategien und der Facetten der Prüfungsangst bei Männern, ergab sich nur eine kleine Korrelation bei Emotionalität und sozialer Unterstützung (r=.17), aber hochsignifikante Zusammenhänge zwischen kognitiver Interferenz und kognitiver Vermeidung (r=.43) sowie der Entwicklung von Strategien (r=.51).

Bei der Berechnung der vermuteten Zusammenhänge bei den weiblichen Teilnehmern, hing Sorge nur schwach mit Vorbereitungsstrategien (r=.15) und mit kognitiver Vermeidung zusammen (r=.06). Emotionalität und Vorbereitung korrelierten nur schwach (r=.10), wohingegen kognitive Interferenz auf einem hoch signifikanten Niveau mit kognitiver Vermeidung einherging (r=.31). Die Vorbereitungsstrategien hingen eher gering mit kognitiver Interferenz zusammen (r=.12). Außerdem korrelierte Mangel an Zuversicht hochsignifikant negativ mit kognitiver Vermeidung (r=-.27).

Auch für die allgemeine Ausprägung von Emotionsregulationsstrategien wurden Hypothesen aufgestellt, die mit Hilfe von Korrelationsergebnissen be- oder entkräftet werden können. Der Zusammenhang von kognitiver Interferenz und der Verwendung von Emotionsregulationsstrategien lag hoch signifikant bei r=.43. Zwischen der kognitiven Interferenz und Zeit bis zur Prüfung lag ein kleiner aber signifikanter (r=.24), zwischen Sorge und der verbleibenden Zeit bis zur Prüfung praktisch kein Zusammenhang (r=-.02). Die Emotionalität und die verbleibende Zeit korrelierten dahingegen signifikant negativ bei r=-.19.

7. Diskussion

In diesem Abschnitt soll es primär darum gehen, die im Theorieteil dieses Buches aufgestellten Hypothesen mit jenen Ergebnissen zu vergleichen, die aufgrund der Daten der durchgeführten Untersuchung berechnet und ausgewertet werden konnten. Der Abgleich der empirisch gefundenen Daten mit den vorher aufgestellten theoretischen Annahmen wird dann in einem letzten Schritt zusammenfassend bewertet und reflektiert.

7.1 Allgemeine Diskussion

Wenn man sich zu Beginn mit den Faktoren beschäftigt, die ausschlaggebend für die Ausprägung der Prüfungsangst sein sollen, fällt auf, dass vor allem das allgemeine Selbstkonzept und, wenn die Variable einzeln zur Prädiktion verwendet wurde, das fachspezifische Selbstkonzept die Prüfungsangst signifikant vorhersagen konnten.
Dieses Ergebnis befürwortet durch die Verbindung von selbstbezogenen und fähigkeitsbezogenen Kognitionen beim Abruf allgemeiner und fachspezifischer Selbstkonzeptionen einerseits das Fähigkeits-Defizit-Modell von Culler & Holahan, das die fehlende Fähigkeit Informationen angemessen abzuspeichern und abzurufen, für die Prüfungsangst verantwortlich macht. Anderseits bestärkt es aber auch den Denkansatz von Covington, der den Selbstwert als entscheidenden Faktor bei der Entwicklung von Prüfungsangst determiniert.
Auch wenn das Geschlecht der Probanden in vielen Studien als ausschlaggebend für die Entstehung der Prüfungsangst gesehen wird, wurde in Verbindung mit diesem Faktor in der vorliegenden Untersuchung keine signifikante Vorhersagekraft zugeschrieben.
Auch die externale Attribution, die Differenz zwischen erwarteter Leistung und zufriedenstellender Leistung und der sozioökonomische Hintergrund der Versuchsteilnehmer hatten, wider Erwarten, keinen signifikanten Einfluss auf die Entstehung der Prüfungsangst. Die Ergebnisse bezügliche der erwarteten Leistung legen, sofern sie repliziert werden könnten, nahe, dass die selbstbezogenen Erwartungen, denen Einat im Rahmen seiner Selbsterwartungstheorie eine entscheidende Rolle bei der Entstehung der Prüfungsangst zuschrieb, eher geringen Erklärungswert haben.
Obwohl es nicht noch einmal explizit erwähnt wurde, stärkt jedoch das Ergebnis, dass 70% der Variation in der Prüfungsangst auf persönlichen Merkmalen beruht und 30% der Variation situativ bedingt ist, das transaktionale Prozessmodell von Spielberger &

Vagg nach dem Prüfungsangst keine situative Einzelerscheinung ist, sondern sie eher die Ausprägung einer grundlegenden Ängstlichkeit einer Person darstellt.

Bezüglich des zeitlichen Verlaufs der Prüfungsangst lässt sich ein linearer Anstieg in den sechs Tagen vor der Prüfung auf Grundlage der Daten zurückweisen. Häufig schwankt das Angstniveau im Vorfeld der Prüfung stark. Einzig bedeutsam ist der Anstieg der Prüfungsangst am Tag vor der Prüfung, der signifikant vorhergesagt werden konnte.

Außerdem wurde auf die Zeit bezogen prognostiziert, dass die Faktoren Sorge und kognitive Interferenz über die sieben Tage konstant blieben wohingegen Emotionalität nur am Prüfungstag ausschlaggebenden Einfluss haben sollte. Tatsächlich konnte die Hypothese, dass Sorge einen von der Zeit losgelösten Einflussfaktor darstellt, bestätigt werden. Auch die Emotionalität stieg mit dem Verstreichen der Zeit zur Prüfung an. Nur die kognitive Interferenz, der eine ähnliche Rolle wie der Sorge zugeschrieben wurde, nahm, gegen alle Erwartungen, mit der Zeit ab.

Bezüglich der verwendeten Emotionsregulationsstrategien konnte gezeigt werden, dass sowohl das Alter als auch das Geschlecht einen Einfluss auf die Art der Regulation ausüben konnten.

Frauen verwendeten, wie erwartet, häufiger soziale Ressourcen, um die Auswirkungen der Prüfungsangst einzudämmen. Diese Hypothese scheint also bekräftigt worden zu sein.

Allerdings hing die Männlichkeit negativ anstatt positiv mit der Verwendung von Vermeidungs- und Vorbereitungsstrategien zusammen.

Die Annahme des Einflusses des Alters stimmte vor allem im Hinblick auf die vermutete steigende Autonomie der Regulationsstrategie mit den Daten überein. Je älter die Probanden waren, desto seltener suchten sie soziale Unterstützungssysteme zur Bewältigung der Prüfungsangst auf. Allerdings wurde auch gefunden, dass mit dem Alter die Verwendung von kognitiver Neueinschätzung und kognitiver Vermeidung abnahm, was eigentlich gegen die vorherige Hypothese spricht, nach der das Alter mit der vermehrten Verwendung kognitiver Regulationsprozesse einhergehen sollte. Auch die länger anhaltende Wirkung der Emotionsregulationsstrategien bei älteren Probanden konnte in den Daten nicht wiedergefunden werden.

Wenn man den Zusammenhang von Prüfungsangst und Emotionsregulation betrachtet, fällt auf, dass die allgemeine Verwendung von Emotionsregulationsstrategien mit der Ausprägung von Prüfungsangst zusammenhing. Dieser Befund spricht zwar gegen die vorher aufgestellte Annahme, nach der die Verwendung der Strategien dazu hätte führen müssen, dass weniger Prüfungsangst vorhanden ist, macht aber vor jener Überlegung Sinn, dass nur dann Emotionsregulationsstrategien von den Versuchsteilnehmern eingesetzt wurden, wenn überhaupt Prüfungsangst vorhanden war.

Die Hypothese des Zusammenhangs zwischen der Verwendung verschiedener Emotionsregulationsstrategien und der Entstehung von Prüfungsangst konnte in jener Hinsicht bestärkt werden, als dass expressive Suppression, das Aufsuchen sozialer Unterstützung und der Missbrauch von Substanzen tatsächlich mit höherer Prüfungsangst zusammenhingen. Man könnte vermuten, dass das Aufsuchen von sozialer Unterstützung deshalb mit höheren Prüfungsangstwerten einhergeht, da bei dem Austausch mit Personen, die ebenso von der Prüfung betroffen sind, prüfungsrelevante Kognitionen und emotionale Schemata bestärkt werden könnten, die in Verbindung mit Prüfungsangst stehen. Im Gegensatz dazu verminderte, wie erwartet, die kognitive Neueinschätzung des Ereignisses die Prüfungsangst. Nur die Vermutung bezüglich der kognitiven Vermeidung, die die Prüfungsangst vergrößern sollte, konnte nicht bestätigt werden.

Die generelle Verwendung von Emotionsregulationsstrategien hing, wie erwartet, stark mit kognitiver Interferenz zusammen. Dies könnte auf der einen Seite dadurch erklärt werden, dass die Emotionsregulation an sich Kapazitäten im Arbeitsgedächtnis benötigt, auf der anderen Seite kann jedoch aber auch das Auftreten von kognitiver Interferenz dazu geführt haben, dass die Teilnehmer sich stärker darum bemüht haben, ihre Emotionen zu regulieren. Die Kausalrichtung ist also nicht geklärt.

Bei der Frage wie einzelne Strategien mit Komponenten der Prüfungsangst zusammenhingen ist vorab zu bemerken, dass das Auftreten von kognitiver Interferenz geschlechterübergreifend mit der kognitiven Vermeidungsstrategie stark zusammenhängt.

Auch die Ausprägung von Sorge und Emotionalität korrelierten, wie aufgrund der Hypothesen angenommen, signifikant mit sozialer Unterstützung.

Bezüglich der geschlechtsspezifischen Zusammenhänge zwischen Regulationsprozessen und Prüfungsangstkomponenten, konnten bei den Frauen die Annahmen, dass Sorge mit Vorbereitungsstrategien oder kognitiver Vermeidung einhergeht nicht bestätigt werden. Dieses Ergebnis macht Sinn, wenn man das Ergebnis, dass Frauen sowieso häufiger soziale Regulationsstrategien bevorzugen, hinzuzieht. Der vermutete Zusammenhang zwischen Emotionalität und Vorbereitungsstrategien bei Frauen war möglicherweise aus demselben Grund nur schwach nachzuweisen.

Auch zwischen dem Mangel an Zuversicht und kognitiver Vermeidung wurde bei den weiblichen Teilnehmern ein positiver Zusammenhang vermutet. Dieser fiel jedoch stark negativ aus, was mit der Annahme zu erklären sein könnte, das Teilnehmerinnen, die ihre Fähigkeit, gut abzuschneiden, niedrig einschätzen, sich eher mit dem Lernstoff auseinandersetzen.

Bei den männlichen Teilnehmern wurde ein positiver Zusammenhang zwischen Emotionalität und dem Aufsuchen sozialer Unterstützung vermutet, der sich in einer schwachen Form wiederfinden ließ. Außerdem wurde angenommen, dass Vorbereitungsstrategien mit kognitiver Interferenz einhergingen. Letzterer Zusammenhang ließ sich auf einem signifikanten Niveau bestätigen.

Die bezüglich der Performanz aufgestellten Hypothesen konnten nur teilweise mit Hilfe der Daten bestätigt werden. Den größten Einfluss hatte, völlig losgelöst von den anderen Faktoren, die bisherige Leistung im Prüfungsgebiet. Auch die Verwendung von Vorbereitungsstrategien führte dazu, dass sich das Prüfungsergebnis verbesserte. Jedoch hatten die vorher doch etwas einflussreicher eingeschätzten Einflussgrößen Prüfungsangst, kognitive Vermeidung und expressive Suppression nicht die vermuteten Auswirkungen auf die Performanz. Ihre Prädiktionskraft fiel eher gering aus.

7.2 Zusammenfassung und Ausblick

Das Ziel dieses Buches war die Analyse der genauen Zusammenhänge zwischen verschiedenen Emotionsregulationsstrategien und Prüfungsangst.

Zum einen wurde die Begünstigung der Prüfungsangst durch intrapersonale Faktoren vermutet. Dabei stellte sich heraus, dass vor allem das allgemeine und das fachspezifische Selbstkonzept einen großen Einfluss auf die Entstehung von Prüfungsangst haben können.

Der zeitliche Verlauf der Angst gestaltete sich so, dass sich diese, inklusive ihres Unterfaktors Besorgnis, über die sieben Untersuchungstage hinweg relativ stabil hielt. Die einzige Ausnahme bildete dabei der Tag vor der Prüfung. Am Tag der Prüfung stieg hingegen vor allem die Emotionalität der Teilnehmer stark an.

Bezüglich der Emotionsregulationsstrategien konnte gezeigt werden, dass sich Frauen häufiger für soziale Unterstützung entschieden und ältere Probanden sich lieber alleine mit ihren Emotionen auseinander setzten, anstatt dabei Mitmenschen einzubeziehen.
Wenn die Teilnehmer Prüfungsangst hatten setzten sie meist auch Emotionsregulationsstrategien ein. Kognitive Neueinschätzung konnte dabei die Prüfungsangst mildern, wohingegen die Unterdrückung der Gefühle, das Aufsuchen sozialer Unterstützung und der Missbrauch von Substanzen mit erhöhten Prüfungsangstwerten einhergingen. Das Verwenden von Emotionsregulationsstrategien ging außerdem mit kognitiver Interferenz einher.
Die Prüfungsleistung konnte letztendlich weniger gut durch die Prüfungsangst als vielmehr durch die bisherige Leistung und die durch die Teilnehmer angewendeten Vorbereitungsstrategien erklärt werden.
Die durch die vorliegende Untersuchung entstandenen Ergebnisse bestätigen und widersprechen in mancherlei Hinsicht den bereits durchgeführten Studien zur Thematik. Besonders sticht die Bedeutung des Selbstkonzepts für die Entstehung von Prüfungsangst heraus, das bisher eine eher untergeordnete Rolle bei der Erklärung von Prüfungsangst eingenommen hatte. Es wäre möglicherweise ratsam, die beiden Konstrukte in ihrer Interdependenz noch tiefergehend zu beleuchten.
Ein weiteres wichtiges Detail, das sich nur durch das hier gewählte Studien-Design heraus kristallisieren konnte, ist der Verlauf der Prüfungsangst über die Tage im Vorfeld der Prüfung. Die besondere Bedeutung des Tages vor der Prüfung konnte in dieser Studie klar demonstriert werden. Es wäre interessant, genauere Einblicke in die psychischen Prozesse zu gewinnen, die sich an jenem Tag bei Prüflingen abspielen, auch im Hinblick auf mögliche Interventionsmaßnahmen.
Auf der Ebene der Geschlechter wäre es auch wichtig zu erklären, ob und, wenn ja, inwiefern der häufig gefundene Geschlechtsunterschied in der Ausprägung der Prüfungsangst mit dem Aufsuchen sozialer Unterstützungssysteme zusammenhängt.
Auch interessant herauszufinden wäre, warum ältere Versuchsteilnehmer seltener soziale Unterstützung beanspruchen und wie sie es bewerkstelligen trotzdem mit ihrer Prüfungsangst zurecht zu kommen.
Obwohl die Unterscheidung von expressiver Suppression und kognitiver Neueinschätzung in der bisherigen Literatur ausführlich behandelt wurde und die gleichen positiven beziehungsweise negativen Zusammenhänge mit psychischen Problemen repliziert werden konnten, würde es sich mit Sicherheit lohnen, zu

erforschen, wie genau sich diese Emotionsregulationsstrategien im Einzelnen auf Prüfungsangst auswirken.

Dass die Prüfungsleistung weniger durch die Prüfungsangst als durch die vorherigen Vorbereitungsstrategien vorhergesagt werden konnte, kann prüfungsängstlichen Personen im Prinzip Hoffnung machen. Wenn sich ein solch bedeutender Zusammenhang in anderen Studien bestätigen ließe, würde die Prüfungsangst im Rahmen der angemessenen Vorbereitung möglicherweise ihren Schrecken verlieren.

Trotz allem sollte man bei der Interpretation der Ergebnisse berücksichtigen, dass in der vorliegende Studie mit lediglich 38 Probanden gearbeitet wurde. Um eine umfassendere Aussage über die Wirkungsgefüge zwischen Emotionsregulation und Prüfungsangst treffen zu können, wäre es notwendig, die Ergebnisse mit höherer Teststärke, also wesentlich mehr Versuchspersonen, zu replizieren.

Außerdem könnte man bei einer größer angelegten Studie auch physiologische oder vielleicht sogar neurologische Maße hinzunehmen, die es möglich machen würden, die latenten Konstrukte Prüfungsangst und Emotionsregulation mit verschiedenen Messinstrumenten zu erheben, welche die gleichen Merkmale mit Hilfe unterschiedlicher Ansätze messen würden. Ein solches Design könnte, würde es genügend Versuchspersonen miteinbeziehen, die wirkliche Interaktion zwischen der Regulation von Emotionen und Prüfungsangst noch adäquater messen.

Zusammenfassend lässt sich also sagen, dass dieses Buch interessante Einblicke in die Zusammenhänge zwischen Emotionsregulationsstrategien und Prüfungsangst gewährt. Zur Validierung der dadurch entstandenen Ergebnisse werden jedoch noch weitere, größer angelegte quantitative Studien benötigt.

Literaturverzeichnis

Akca, F. (2011). The Relationship between Test Anxiety and Learned Helplessness. *Social Behavior and Personality, vol. 39(1),* S. 101-112.

Allen, G.J., Giat, L. & Cherny, R.J. (1974). Locus of Control, Test Anxiety, and Student Performance in a personalized Instruction Course. *Journal of Educational Psychology, vol. 66(6),* S. 968-973.

Allen, J.P. & Miga, E.M. (2010). Attachment in adolescence: A move to the level of emotion regulation. *Journal of Social and Personal Relationships, vol. 27(2),* S. 181–190.

Amstadter, A.B. (2008). Emotion Regulation and Anxiety Disorders. *Journal of Anxiety Disorders, vol. 22(2),* S. 211–221.

Amstadter, A.B. & Vernon, L.L. (2008). A Preliminary Examination of Thought Suppression, Emotion Regulation, and Coping in a Trauma Exposed Sample. *Journal of Aggression, Maltreatment & Trauma, vol. 17(3),* S. 279–295.

Aysan, F., Thompson, D. & Hamarat, E. (2001). Test Anxiety, Coping Strategies, and Perceived Health in a Group of High School Students: A Turkish Sample. *The Journal of Genetic Psychology, vol. 162(4),* S.402-411.

Banks, S.J., Eddy, K.T., Angstadt, M., Nathan, P.J. & Phan, K.L. (2007). Amygdala–frontal connectivity during emotion regulation. *Social Cognitive and Affective Neuroscience, vol. 2,* S. 303–312.

Benecke, C., Vogt, T., Bock, A., Koschier, A. & Peham, D. (2008). Emotionserleben und Emotionsregulation und ihr Zusammenhang mit psychischer Symptomatik. *Psychotherapie, Psychosomatik, Medizinische Psychologie, vol. 58,* S. 366-370.

Berking, M. & Znoj, H.-J. (2006). Achtsamkeit und Emotionsregulation - When East Meets West. *Psychotherapie im Dialog, vol. 7(3),* S. 307-312.

Bickel, R. (2007). Multilevel Analysis for Applied Research. It's just Regression! New York: The Guilford Press.

Blandon A.Y., Calkins, S.D., Keane, S.P. & O'Brien, M. (2008). Individual Differences in Trajectories of Emotion Regulation Processes: The Effects of Maternal Depressive Symptomatology and Children's Physiological Regulation. *Developmental Psychology, vol. 44(4),* S. 1110–1123.

Bodas, J. & Ollendick, T.H. (2005). Test Anxiety: A Cross-Cultural Perspective. *Clinical Child and Family Psychology Review, vol. 8(1),*S. 65-88.

Bögels, S.M., Alden, L., Beidel, D.C., Clark, L.A., Pine, D.S., Stein, M.B. & Voncken, M. (2010). Social Anxiety Disorder: Questions and answers for the DSM-V. *Depression and Anxiety, vol. 27,* S. 168–189.

Bolger, N., Davis, A. & Rafaeli, E. (2003). Diary Methods: Capturing Life as it is Lived. *Annual* Review *of Psychology, vol. 54,* S. 579–616.

Bonaccio, S. & Reeve, C.L. (2010). The nature and relative importance of students' perceptions of the sources of test anxiety. *Learning and Individual Differences, vol. 20,* S. 617–625.

Bradley, R.T., McCraty, R., Atkinson, M., Tomasino, D., Daugherty, A. & Arguelles, L. (2010). Emotion Self-Regulation, Psychophysiological Coherence, and Test Anxiety: Results from an Experiment Using Electrophysiological Measures. *Applied Psychophysiology and Biofeedback, vol. 35,* S. 261–283.

Butterfield, E.C. (1964). Locus of control, test anxiety, reactions to frustration, and achievement attitudes. *Journal of Personality, vol. 32,* S. 355-370.

Carter, R., Williams, S. & Silverman, W.K. (2008). Cognitive and emotional facets of test anxiety in African American school children. *Cognition and Emotion, vol. 22 (3),* S. 539-551.

Carver, C. S., Scheier, M. F. & Weintraum, J.K. (1989). Assessing Coping Strategies: A Theoretically Based Approach. *Journal of Personality and Social Psychology, vol. 56(2),* S. 267-283.

Cassady, J.C. (2004). The Impact of Cognitive Test Anxiety on Text Comprehension and Recall in the Absence of External Evaluative Pressure. *Applied Cognitive Psychology, vol. 18,* S. 311–325.

Cassady, J.C. (2004). The Influence of Cognitive Test Anxiety Across the Learning–Testing Cycle. *Learning and Instruction, vol. 14,* S. 569–592.

Catanzaro, S.J. (1993). Mood Regulation Expectancies, Anxiety Sensitivity, and Emotional Distress. *Journal of Abnormal Psychology, vol. 102(2),* S. 327-330.

Cisler, J.M., Olatunji, B.O., Feldner, M.T. & Forsyth, J.P. (2010). Emotion Regulation and the Anxiety Disorders: An Integrative Review. *Journal of Psychopathology and Behavioral Assessment, vol. 32(1),* S. 68–82.

Cisler, J.M., Olatunji, B.O. & Lohr, J.M. (2009). Disgust Sensitivity and Emotion Regulation Potentiate the Effect of Disgust Propensity on Spider Fear, Blood-Injection-Injury Fear, and Contamination Fear. *Journal of Behavior Therapy and Experimental Psychiatry, vol. 40(2),* S. 219–229.

Chamorro-Premuzic, T., Ahmetoglu, G. & Furnham, A. (2008). Little more than personality: Dispositional determinants of test anxiety (the Big Five, core self-evaluations, and self-assessed intelligence). *Learning and Individual Differences, vol. 18,* S. 258–263.

Chan, T., Kyere, K., Davis, B.R., Shemyakin, A., Kabitzke, P.A., Shair, H.N., Barr, G.A. & Wiedenmayer, C.P. (2011). The Role of the Medial Prefrontal Cortex in Innate Fear Regulation in Infants, Juveniles, and Adolescents. *The Journal of Neuroscience, vol. 31(13),* S. 4991– 4999.

Chapell, M.S., Blanding, B., Silverstein, M.E., Takahashi, M., Newman, B., Gubi, A. & McCann, N. (2005). Test Anxiety and Academic Performance in Undergraduate and Graduate Students. *Journal of Educational Psychology, vol. 97(2),* S. 268–274.

Cohen, M., Ben-Zur, H. & Rosenfeld, M.J. (2008). Sense of Coherence, Coping Strategies, and Test Anxiety as Predictors of Test Performance Among College Students. *International Journal of Stress Management, vol. 15(3),* 289–303.

Covington, M.V. (2000). Goal Theory, Motivation, and School Achievement: An Integrative Review. *Annual Review of Psychology, vol. 51,* S. 171–200.

Culler, R. E. & Holahan, C. J. (1980). Test anxiety and academic performance: The effects of study-related behaviours. *Journal of Educational Psychology, vol. 72,* S.16-20.

Czaja, J., Rief, W. & Hilbert, H. (2009). Emotion Regulation and Binge Eating in Children. *International Journal of Eating Disorders, vol. 42,* S. 356–362.

Davis, E.L., Levine, L.J., Lench, H.C. & Quas, J.A. (2010). Metacognitive Emotion Regulation: Children's Awareness that Changing Thoughts and Goals Can Alleviate Negative Emotions. *Emotion, vol. 10(4),* S. 498–510.

Davis, H.A., DiStefano, C. & Schutz, P.A. (2008). Identifying Patterns of Appraising Tests in First-Year College Students: Implications for Anxiety and Emotion Regulation During Test Taking. *Journal of Educational Psychology, Vol. 100(4),* S. 942–960.

Dennis, T.A. & Hajcak, G. (2009). The late positive potential: a neurophysiological marker for emotion regulation in children. *Journal of Child Psychology and Psychiatry, vol. 50(11),* S. 1373–1383.

Dennis, T.A. & Kelemen, D.A. (2009). Preschool children's views on emotion regulation: Functional associations and implications for social-emotional adjustment. *International Journal of Behavioral Development, vol. 33(3),* S. 243–252.

Dennis, T.A. & Solomon, B. (2010). Frontal EEG and Emotion Regulation: Electrocortical Activity in Response to Emotional Film Clips is Associated with Reduced Mood Induction and Attention Interference Effects. *Biological Psychology, vol. 85(3),* S. 456–464.

Deveney, C.M. & Pizzagalli, D.A. (2008). The Cognitive Consequences of Emotion Regulation: An ERP Investigation. *Psychophysiology, vol. 45(3),* S. 435–444.

Ditton, H. (1998). Mehrebenenanalyse. Grundlagen und Anwendungen des Hierarchisch Linearen Modells. Weinheim/München: Juventa Verlag.

Driscoll, D., Tranel, D. & Anderson, S.W. (2009). The effects of voluntary regulation of positive and negative emotion on psychophysiological responsiveness. *International Journal of Psychophysiology, vol. 72(1),* S. 61–66.

Dunn, B.D., Billoti, D., Murphy, V. & Dalgleish, T. (2009). The consequences of effortful emotion regulation when processing distressing material: A comparison of suppression and acceptance. *Behaviour Research and Therapy, vol. 47(9),* S. 761–773.

Dutke, S. & Stöber, J. (2001). Test anxiety, working memory, and cognitive performance: Supportive effects of sequential demands. *Cognition and Emotion, vol. 15 (3),* S. 381–389.

Eftekhari, A., Zoellner, L.A., & Vigil, S.A. (2009). Patterns of emotion regulation and psychopathology. *Anxiety Stress Coping, vol. 22(5),* S. 571–586.

Egloff, B. (2009). Emotionsregulation. In: N. Birbaumer, D. Frey, J. Kuhl, W. Schneider & R. Schwarzer (Hrsg.), *Enzyklopädie der Psychologie Bd.3 - Psychologie der Emotion: Motivation und Emotion* (S.487-517). Göttingen: Hogrefe Verlag.

Egloff, B. (2009). Emotionsregulation. In V. Brandstätter & J. H. Otto (Hrsg.), *Handbuch der Allgemeinen Psychologie: Motivation und Emotion* (S. 714-722). Göttingen: Hogrefe Verlag.

Ehring, T., Tuschen-Caffier, B., Schnülle, J., Fischer, S. & Gross, J.J. (2010). Emotion Regulation and Vulnerability to Depression: Spontaneous Versus Instructed Use of Emotion Suppression and Reappraisal. *Emotion, vol. 10(4),* S. 563–572.

Eisner, L.R., Johnson, S.L. & Carver, C.S. (2009). Positive affect regulation in anxiety disorders. *Journal of Anxiety Disorders, vol. 23(5),* S. 645–649.

Ekas, N.V., Braungart-Rieker, J.M., Lickenbrock, D.M., Zentall, S.R. & Maxwell, S.M. (2012). Toddler Emotion Regulation with Mothers and Fathers: Temporal Associations Between Negative Affect and Behavioral Strategies. *Infancy, vol. 16(3),* S. 266–294.

Ergene, T. (2003). Effective Interventions on Test Anxiety Reduction. A Meta-Analysis. *School Psychology International, vol. 24(3),* S. 313–328.

Erk, S., Mikschl, A., Stier, S., Ciaramidaro, A., Gapp, V., Weber, B. & Walter, H. (2010). Acute and Sustained Effects of Cognitive Emotion Regulation in Major Depression. *The Journal of Neuroscience, vol. 30(47),* S. 15726–15734.

Fabes, R.A., Eisenberg, N., Karbon, M., Troyer, D. & Switzer, G. (1994). The Relations of Children's Emotion Regulation to Their Vicarious Emotional Responses and Comforting Behaviors. *Child Development, vol. 65,* S. 1678-1693.

Feng, X., Keenan, K., Hipwell, A.E., Henneberger, A.K., Rischall, M.S., Butch, J., Coyne, C., Boeldt, D., Hinze, A.K. & Babinski, D.E. (2009). Longitudinal Associations between Emotion Regulation and Depression in Preadolescent Girls: Moderation by the Caregiving Environment. *Developmental Psychology, vol. 45(3),* S. 798–808.

Furlan, L.A., Cassady, J.C. & Pérez, E.R. (2009). Adapting the Cognitive Test Anxiety Scale for use with Argentinean University Students. *International Journal of Testing, vol. 9,* S. 3–19.

Gass, C.S. & Curiel, R.E. (2011). Test Anxiety in Relation to Measures of Cognitive and Intellectual Functioning. *Archives of Clinical Neuropsychology, vol. 26,* S. 396–404.

Goetz, T., Preckel, F., Zeidner, M. & Schleyer, E. (2008). Big fish in big ponds: A multilevel analysis of test anxiety and achievement in special gifted classes. *Anxiety, Stress, and Coping, vol. 21(2),* S. 185-198.

Goldin, P.R., McRae, K., Ramel, W. & Gross, J.J. (2008). The Neural Bases of Emotion Regulation: Reappraisal and Suppression of Negative Emotion. *Biological Psychiatry, vol. 63(6),* S. 577–586.

Graziano, P.A., Keane, S.P. & Calkins, S.D. (2010). Maternal Behavior and Children's Early Emotion Regulation Skills Differentially Predict Development of Children's Reactive Control and Later Effortful Control. *Infant and Child Development, vol. 19(4),* S. 333–353.

Gross, J.J. & Barett, L.F. (2011). Emotion Generation and Emotion Regulation: One or Two Depends on Your Point of View. *Emotion Review, vol. 3(1),* S. 8–16.

Gullone, E. & Taffe, J. (2011). The Emotion Regulation Questionnaire for Children and Adolescents (ERQ–CA): A Psychometric Evaluation. *Psychological Assessment, vol. 4(2),* S. 409-417.

Hancock, D.R. (2001). Effects of Test Anxiety and Evaluative Threat on Students' Achievment and Motivation. *The Journal of Educational Research, vol. 49(5),* S. 284-290.

Hank, P., Pohl, V. & Krampen, G. (2009). Die Vertrauens-Trias als personale Ressource für die die Bewältigung von Prüfungsangst. *Zeitschrift für Pädagogische Psychologie, vol. 23 (1),* S. 19–30.

Hamilton, N.A., Karoly, P., Gallagher, M., Stevens, N., Karlson, C. & McCurdy, D. (2009). The Assessment of Emotion Regulation in Cognitive Context: The Emotion Amplification and Reduction Scales. *Cognitive Therapy and Research, vol. 33,* S. 255–263.

Hamm, A.O. & Weike, A.I. (2005). The neuropsychology of fear learning and fear regulation. *International Journal of Psychophysiology, vol. 57,* S. 5–14.

Hänsel, A. & von Känel, R.v. (2008). The ventro-medial prefrontal cortex: a major link between the autonomic nervous system, regulation of emotion, and stress reactivity? *BioPsychoSocial Medicine, vol. 21(2),* S. 1-5.

Hartley, C.A. & Phelps, E.A. (2010). Changing Fear: The Neurocircuitry of Emotion Regulation. *Neuropsychopharmacology Reviews, vol. 35,* S. 136–146.

Hay, E.L. & Diehl, M. (2011). Emotion complexity and emotion regulation across adulthood. *European Journal of Ageing, vol. 8(3),* S. 157–168.

Hayes, J.P., Morey, R.A., Petty, C.M., Seth, S., Smoski, M.J., McCarty, G. & LaBar K.S. (2010). Staying cool when things get hot: emotion regulation modulates neural mechanisms of memory encoding. *Frontiers in Human Neuroscience, vol. 4,* S.230-240.

Heatherton, T.F. (2011). Neuroscience of Self and Self-Regulation. *Annual Review of Psychology, vol. 62,* S. 363–390.

Hembree, R. (1988). Correlates, causes, effects and treament of test anxiety. *Review of Educational Research, vol. 58(1),* S. 47-77.

Herwig, U., Kaffenberger, T., Jäncke, L. & Brühl, A.B. (2010). Self-related awareness and emotion regulation. NeuroImage, vol. 50, S. 734–741.

Hodapp, V., Glanzmann, P.G. & Laux, L. (1995). Theory and measurement of test anxiety as a situation-specific trait. In C.D. Spielberger, C. Donald & P.R. Vagg (Hrsg.), *Test anxiety: Theory, assessment, and treatment* (S. 47-58). Philadelphia (U.S.A.): Taylor & Francis Verlag.

Hodapp, V., Mühlberger, A., Page, A. C., Erfert, N., Margraf-Stiksrud, J., Tönnies, S., Kleinknecht, R. A., Möbius, J., Joormann, J., Michalak, J., Rinck, M., Becker, E., Pössel, P., Hosser, D., , Spitznagel, A., Nolte, N., Aartman, I. A., Hautzinger, M., Bundschuh, S., Engler, S., Müller, A., Wissmann, J., Ellwart, T., Hoyer, J., Lester, D., Pfingsten, M., Lucock, M., Morley, S., Hiller, W., McCracken, L. M., Walter, B. & Thorson, J. A. (2003). Fragebögen und Ratingskalen zu spezifischen Phobien, Furcht vor spezifischen Situationen, Gesundheitsangst und Todesangst. (Mit 29 Einzelbeiträgen). In J. Hoyer & J. Margraf (Hrsg.), *Angstdiagnostik. Grundlagen und Testverfahren* (S. 403-516). Berlin: Springer Verlag.

Holodynski, M. & Oerter, R. (2008). Tätigkeitsregulation und die Entwicklung von Motivation, Emotion und Volition. In: R. Oerter & L. Montada (Hrsg.), *Entwicklungspsychologie* (S.535-571). Weinheim, Basel: Beltz Verlag.

Hopp, H., Troy, A.S. & Mauss, I.B. (2011). The unconscious pursuit of emotion regulation: Implications for psychological health. *Cognition and Emotion, vol. 25(3),* S. 532–545.

Horn, A.B. & Hautzinger, M. (2003). Emotionsregulation und Gedankenunterdrückung: Aspekte der Entwicklung von Depressionen und deren Implikationen. *Kindheit und Entwicklung, vol. 12(3),* S. 133-144.

Hughes, A.E., Crowell, S.E., Uyeji, L. & Coan, J.A. (2012). A Developmental Neuroscience of Borderline Pathology: Emotion Dysregulation and Social Baseline Theory. *Journal* of *Abnormal Child Psychology, vol. 40(1),* S. 21–33.

Isaacowitz, D.M., Toner, K. & Neupert, S.D. (2009). Use of gaze for real-time mood regulation: Effects of age and attentional functioning. *Psychology and Aging, vol. 24(4),* S. 989–994.

Izard, C., Stark, K., Trentacosta, C. & Schultz, D. (2008). Beyond Emotion Regulation: Emotion Utilization and Adaptive Functioning. *Child Development Perspectives, vol. 2(3),* S. 156–163.

Joiner, T.E., Steer, R.A., Beck, T.B., Schmidt, N.B., Rudd, M.D. & Catanzaro, S.J. (1999). Physiological Hyperarousal: Construct Validity of a Central Aspect of the Tripartite Model of Depression and Anxiety. *Journal of Abnormal Psychology, vol. 108(2),* S. 290-298.

Joormann, J. & Gotlib, I.H. (2010). Emotion Regulation in Depression: Relation to Cognitive Inhibition. *Cognition & Emotion, vol. 24(2),* S. 281–298.

Keith, N., Hodapp, V., Schermelleh-Engel, K. & Moosbrugger, H. (2003). Cross-selectional and longitudinal Confirmatory Factor Models for the German Test Anxiety Inventory: A Construct Validation. *Anxiety, Stress, and Coping, vol. 16(3),* S. 251- 270.

Keller, H. & Otto, H. (2009). The Cultural Socialization of Emotion Regulation During Infancy. *Journal of Cross-Cultural Psychology, vol. 40,* S. 996-1011.

Kenny, D.A. (1975). Cross-Lagged Panel Correlation: A Test for Spuriousness. *Psychological Bulletin, vol. 82(6),* S. 887-903.

Koegh, E., Bond, F.W., Frech, C.C., Richards, A. & Davis, R.E. (2004). Test Anxiety, Susceptibility to Distraction and Examination Performance. *Anxiety, Stress, and Coping, vol. 17(3),* S. 241-252.

Keogh, E. & French, C.C. (2001). Test Anxiety, Evaluative Stress and Susceptibility to Distraction from Threat. *European Journal of Personality, vol.15,* S.123-141.

Klonsky, E.D. (2009). The functions of self-injury in young adults who cut themselves: clarifying the evidence for affect regulation. *Psychiatry Research, vol. 166(2-3),* S.260–268.

Knollmann, M. (2006). Kontextspezifische Emotionsregulationsstile. Entwicklung eines Fragebogens zur Emotionsregulation im Lernkontext «Mathematik». *Zeitschrift für Pädagogische Psychologie, vol. 20 (1/2),* S. 113–123.

Kobak , R.R., Cole, H.E., Ferenz-Gillies, R. & Fleming, W.S. (1993). Attachment and Emotion Regulation during Mother-Teen Problem Solving: A Control Theory Analysis. *Child Development, vol. 64,* S. 231-245.

Kobak, R.R., Ferenz-Gillies, R., Everhart, E. & Seabrook, L. (1994). Maternal Attachment Strategies and Emotion Regulation with Adolescent Offspring. Journal of Research on Adolescence, vol. 4(4), S.553-566.

Kovacs, M., Joormann, J. & Gotlib, I.H. (2008). Emotion (Dys)regulation and Links to Depressive Disorders. *Child Development Perspectives, vol. 2(3),* S. 149–155

Kühn, S., Gallinat, J. & Brass, M. (2011). ''Keep Calm and Carry On'': Structural Correlates of Expressive Suppression of Emotions. *PLoS ONE, vol. 6(1),* e16569.

Lang, J.W.B. & Lang, J. (2010). Priming Competence Diminishes the Link Between Cognitive Test Anxiety and Test Performance: Implications for the Interpretation of Test Scores. *Psychological Science, vol. 21,* S. 811-819.

Langer, W. (^{2}2009). Mehrebenenanalyse : Eine Einführung für Forschung und Praxis. Wiesbaden: Verlag für Sozialwissenschaften.

Larcom, M.J. & Isaacowitz, D.M. (2009). Rapid Emotion Regulation After Mood Induction: Age and Individual Differences. *Journal of Gerontology: Psychological Sciences, vol. 64B(6),* S. 733–741.

Lavelle, T.L., Metalsky, G.I. & Coyne, J.C. (1979). Learned Helplessness, Test Anxiety, and Acknowledgment of Contingencies. *Journal of Abnormal Psychology, vol. 88(4),* S. 381-387.

LeBeau, R.T., Glenn, D., Liao, B., Wittchen, H.-U., Beesdo-Baum, K., Ollendick, T. & Craske, M.G. (2010). Specific Phobia: A Review of DSM-IV specific Phobia and preliminary Recommendations for DSM-V. *Depression and Anxiety, vol. 27,* S. 148–167.

Lee, H., Shackman, A.J., Jackson, D.C. & Davidson, R.J. (2009). Test-retest reliability of voluntary emotion regulation. *Psychophysiology, vol. 46(4),* S. 874–879.

Liebert, R.M. & Morris, L.W. (1967). Cognitive and Emotional Components of Test Anxiety: A Distinction and Some Initial Data. *Psychological Reports, vol. 20(3),* S. 975-978.

Lindenberger, U. & Schaefer, S. (2008). Erwachsenenalter und Alter. In: R. Oerter & L. Montada (Hrsg.), *Entwicklungspsychologie* (S.366-410). Weinheim, Basel: Beltz Verlag.

Lowe, P.A. & Lee, S.W. (2007). Factor Structure of the Test Anxiety Inventory for Children and Adolescents (TAICA) Scores Across Gender Among Students in Elementary and Secondary School Settings. *Journal of Psychoeducational Assessment, vol. 26,* S. 231-246.

Lowe P.A., Lee, S.W., Witteborg, K.M., Prichard, K.W., Luhr, M.E., Cullinan, C.M., Mildren, B.A., Raad, J.M., Cornelius, R.A. & Janik, M. (2008). The Test Anxiety Inventory for Children and Adolescents (TAICA) : Examination of the Psychometric Properties of a New Multidimensional Measure of Test Anxiety Among Elementary and Secondary School Students. *Journal of Psychoeducational Assessment, vol. 26,* S. 215-230.

Lufi, D., Okasha, S. & Cohen, A. (2004). Test Anxiety and its Effect on the Personality of Students with Learning Disabilities. *Learning Disability Quarterly, vol. 27 (3),* S. 176-184.

Mackowiak, K. & Lenging, A. (2011). Emotionsregulation im Kindesalter und deren Bedeutung für die Entwicklung von "theory of mind"-Fähigkeiten. In: F. Vogt, M. Leuchter, A. Tettenborn, U. Hottinger, M. Jäger & E. Wannack (Hrsg.), *Eintwicklung und Lernen junger Kinder* (S.107-122). Münster, New York, München, Berlin: Waxmann Verlag.

Manian, N. & Bornstein, M.H. (2009). Dynamics of Emotion Regulation in Infants of Clinically Depressed and Nondepressed Mothers. *Journal of Child Psychology and Psychiatry, vol. 50(11),* S. 1410–1418.

Martin, L.N. & Delgado, M.R. (2011). The Influence of Emotion Regulation on Decision-making under Risk. *Journal of Cognitive Neuroscience, vol. 23(9),* S. 2569–2581.

Martini, T.S. (2011). Effects of Target Audience on Emotion Regulation Strategies and Goals. *Social Psychology, vol. 42(2),* S. 124–134.

McCarthy, J.M. & Goffin, R.D. (2005). Selection Test Anxiety: Exploring Tension and Fear of Failure Across the Sexes in Simulated Selection Scenarios. *International Journal of Selection and Assessment, vol.13(4),* S. 282-295.

McDonough, M.L., Carlson, C. & Cooper, C.R. (1994). Individuated Marital Relationships and the Regulation of Affect in Families of Early Adolescents. *Journal of Adolescent Research, vol. 9,* S. 67-87.

Meijer, J. (2001). Learning Potential and Anxious Tendency: Test Axiety as a Bias Factor in Educational Testing. *Anxiety, Stress, and Coping, vol. 14,* S. 337-362.

Meijer, J. & Oostdam, R. (2007). Test anxiety and intelligence testing: A closer examination of the stage-fright hypothesis and the influence of stressful instruction. *Anxiety, Stress, and Coping, vol. 20(1),* S. 77-91.

Mirabile, S.P., Scaramella, L.V., Sohr-Preston, S.L. & Robison, S.D. (2009). Mothers' Socialization of Emotion Regulation: The Moderating Role of Children's Negative Emotional Reactivity. *Child & Youth Care Forum, vol. 38(1),* S. 19–37.

Morris, A.S., Silk, J.S., Steinberg, L., Myers, S.S. & Robinson, L.R. (2007). The Role of the Family Context in the Development of Emotion Regulation. *Social Development, vol. 16(2),* S. 361–388.

Moutafi, J., Furnham, A. & Tsaousis, I. (2006). Is the relationship between intelligence and trait Neuroticism mediated by test anxiety? *Personality and Individual Differences, vol. 40,* S. 587–597.

Müller, C., Teschner, M., Assaloni, H., Kraemer, B., Schnyder, U. & Rufer, M. (2007). Eine ambulante Stabilisierungsgruppe zur Verbesserung der Emotionsregulation bei komplexen posttraumatischen Störungen. *Psychotherapie, Psychosomatik, Medizinische Psychologie, vol. 57,* S. 364-372.

Mulvenon, S.W., Stegman, C.E. & Ritter, G. (2005). Test Anxiety: A Multifaceted Study on the Perceptions of Teachers, Principals, Counselors, Students, and Parents. *International Journal of Testing, vol. 5(1),* S. 37–61.

Neuderth, S., Jabs, B. & Schmidtke, A. (2009). Strategies for reducing test anxiety and optimizing exam preparation in German university students: a prevention oriented pilot project of the University of Würzburg. *Journal of Neural Transmission, vol. 116,* S. 785–790.

Niditch, L.A. & Varela, R.E. (2011). Perceptions of Parenting, Emotional Self-Efficacy, and Anxiety in Youth: Test of a Mediational Model. *Children and Youth Care Forum, vol. 41,* S. 21–35.

Oerter, R. & Dreher, E. (2008). Jugendalter. In: R. Oerter & L. Montada (Hrsg.), *Entwicklungspsychologie* (S.271-332). Weinheim, Basel: Beltz Verlag.

Oerter, R. (2008). Kindheit. In: R. Oerter & L. Montada (Hrsg.), *Entwicklungspsychologie* (S.225-270). Weinheim, Basel: Beltz Verlag.

Olatunji, B.O., Forsyth, J.P. & Feldner, M.T. (2007). Implications of Emotion Regulation for the Shift From Normative Fear-Relevant Learning to Anxiety-Related Psychopathology. *American Psychologist, vol. 62,* S. 257-259.

Olmos-Serrano, J.L. & Corbin J.G. (2011). Amygdala Regulation of Fear and Emotionality in Fragile X Syndrome. *Developmental Neuroscience, vol. 33,* S. 365–378.

Pekrun, R., Goetz, T., Perry, R.P., Kramer, K., Hochstadt, M. & Molfenter S. (2004). Beyond Test Anxiety: Development and Validation of the Test Emotions Questionnaire (TEQ). *Anxiety, Stress, and Coping, vol. 17(3),* S. 287-316.

Peleg-Popko, O. (2002). Children's Test Anxiety and Family Interaction Patterns. *Anxiety, Stress, and Coping, vol. 15(1),* S. 45-59.

Peleg-Popko, O. (2004). Differentiation and test anxiety in adolescents. *Journal of Adolescence, vol. 27,* S. 645–662.

Peleg-Popko, O. & Klingman, A. (2002). Family environment, discrepancies between perceived actual and desirable environment, and children's test and trait anxiety. *British Journal of Guidance & Counselling, vol. 30(4),* S. 451-466.

Pennebaker, J.W. (1993). Putting Stress into Words: Health, linguistic, and therapeutic Implications. *Behaviour Research and Therapy, vol. 31(6),* S. 539-548.Phillips, M.L., Ladouceur, C.D. & Drevets, W.C. (2008). A neural model of voluntary and automatic emotion regulation: implications for understanding the pathophysiology and neurodevelopment of bipolar disorder. *Molecular Psychiatry, vol. 13(9),* S. 829–857.

Peterson, C., Semmel, A., Baeyer, C.v., Abramson, L.Y., Matalsky, G.I. & Seligman, S. M.E.P. (1982). The Attributional Style Questionnaire. *Cognitive Therapy and Research, Vol. 6(3),* S. 287-300.

Phillips, K.F.V. & Power, M.J. (2007). A New Self-Report Measure of Emotion Regulation in Adolescents: The Regulation of Emotions Questionnaire. *Clinical Psychology and Psychotherapy, vol. 14,* S. 145-156.

Putwain, D.W. (2007). Test anxiety in UK schoolchildren: Prevalence and demographic patterns. *British Journal of Educational Psychology, vol. 77,* S. 579–593.

Putwain, D.W. (2008). Test anxiety and GCSE performance: the effect of gender and socio-economic background. *Educational Psychology in Practice, vol.* 24(4), S. 319–334.

Putwain, D.W. & Best, N. (2011). Fear appeals in the primary classroom: Effects on test anxiety and test grade. *Learning and Individual Differences, vol. 21,* S. 580–584.

Putwain, D.W., Woods, K.A. & Symes, W. (2010). Personal and situational predictors of test anxiety of students in post-compulsory education. *British Journal of Educational Psychology, vol. 80,* S. 137–160.

Radisch, F. (2012). Einführung in die Mehrebenenanalyse. In: M. Gläser-Zikuda, T. Seidel, C. Rohlfs, A. Gröschner, S. Ziegelbauer (Hrsg.), *Mixed Methods in der empirischen Bildungsforschung* (S.51-64). Münster: Waxmann Verlag.

Reeve, C.L. & Bonaccio, S. (2008). Does test anxiety induce measurement bias in cognitive ability tests? *Intelligence, vol. 36,* S. 526–538.

Reeve, C.L., Bonaccio, S. & Charles, J.E. (2008). A policy-capturing study of the contextual antecedents of test anxiety. *Personality and Individual Differences, vol. 45,* S. 243–248.

Reinders, H. (2006). Kausalanalysen in der Längsschnittforschung. Das Cross-Lagged-Panel Design. *Diskurs Kindheits- und Jugendforschung, vol. 1(4), S. 569-587.*Roberts, N.A., Levenson, R.W. & Gross, J.J. (2008). Cardiovascular Costs of Emotion Suppression Cross Ethnic Lines. *International Journal of Psychophysiology, vol. 70(1),* S. 82–87.

Renner, K.-H., Heydasch, T. & Ströhlein, G. (2012). Forschungsmethoden der Psychologie: Von der Fragestellung zur Präsentation. Wiesbaden: Verlag für Sozialwissenschaften.

Reuman, D.A. (1989). How Social Comparison mediates the Relation between Ability Grouping Practices and Students' Achivement Expectancies in Mathematics. *Journal of Educational Psychology, vol. 81,* S. 178-189.

Ruthig, J.C., Perry, R.P., Hall, N.C. & Hladkyj, S. (2004). Optimism and Attributional Retraining: Longitudinal Effects on Academic Achievement, Test Anxiety, and Voluntary Course Withdrawal in College Students. *Journal of Applied Social Psychology, vol. 34(4),* S. 709-730.

Sansgiry, S.S. & Sail, K. (2006). Effect of Students' Perceptions of Course Load on Test Anxiety. *American Journal of Pharmaceutical Education, vol. 70(2),* S. 1-6.

Sawyer, T.P. & Hollis-Sawyer, L.A. (2005). Predicting Stereotype Threat, Test Anxiety, and Cognitive Ability Test Performance: An Examination of Three Models. *International Journal of Testing, vol. 5(3),* S. 225–246.

Schaefer, A., Mattheß, H., Pfitzer, G. & Köhle, K. (2007). Seelische Gesundheit und Studienerfolg von Studierenden der Medizin mit hoher und niedriger Prüfungsängstlichkeit. *Psychotherapie, Psychosomatik, Medizinische Psychologie, vol. 57,* S. 289-297.

Scheibe, S. & Blanchard-Fields, F. (2009). Effects of Regulating Emotions on Cognitive Performance: What Is Costly for Young Adults Is not so Costly for Older Adults. *Psychology and Aging, vol. 24(1),* S. 217–223.

Schilling, S.R. Rost, D.H. & Schermer, F.J. (2004). Zur Brauchbarkeit des Differentiellen Leistungsangst Inventars (DAI) bei Studenten: Faktorielle Struktur und psychometrische Kennwerte. *Diagnostica, vol. 50(1),* S.49-57.

Schmidt, L.A. & Riniolo, T.C. (1999). The Role of Neuroticism and Social Anxiety. The *Journal of Social Psychology, vol. 139(3),* S. 394-395.

Schmidt, S., Tinti, C., Levine, L.J. & Testa, S. (2010). Appraisals, emotions and emotion regulation: An integrative approach. *Motivation and Emotion, vol. 34,* S. 63–72.

Schnabel, K. (1998) Prüfungsangst und Lernen: empirische Analysen zum Einfluß fachspezifischer Leistungsängstlichkeit auf schulischen Lernfortschritt. Pädagogische Psychologie und Entwicklungspsychologie, Bd. 5. Münster: Waxmann Verlag.

Sedlmeier, P. & Renkewitz, F. (2008). Forschungsmethoden und Statistik in der Psychologie. München: Pearson Studium Verlag.

Seipp, B. & Schwarzer, C. (1991). Anxiety and academic achievement: A meta-analysis of empirical findings. *German Journal of Educational Psychology, vol. 5(2),* S. 85-97.

Selkirk, L.C., Bouchey, H.A. & Eccles, J.S. (2011). Interactions Among Domain-Specific Expectancies, Values, and Gender: Predictors of Test Anxiety During Early Adolescence. *The Journal of Early Adolescence, vol. 31,* S. 361-389.

Sena, J.D.W., Lowe, P.A. & Lee, S.W. (2007). Significant Predictors of Test Anxiety Among Students With and Without Learning Disabilities. *Journal of Learning Disabilities, vol. 40(4),* S. 360-376.

Sokolowski, K. (2008). Emotion. In: J. Müsseler (Hrsg.), *Allgemeine Psychologie* (S.294-224). Berlin, Heidelberg: Springer Verlag.

Sparfeldt, J.R., Schilling, S.R., Rost, D.H., Stelzl, I. & Peipert, D. (2005). Leistungsängstlichkeit: Facetten, Fächer, Fachfacetten? *Zeitschrift für Pädagogische Psychologie, vol. 19 (4)*, S. 225–236.

Stöber, J. (2004). Dimensions of Test Anxiety: Relations to Ways of Coping with Pre-Exam Anxiety and Uncertainty. *Anxiety, Stress, and Coping, vol. 17(3),* S. 213-226.

Stoeber, J., Feast, A.R. & Hayward, J.A. (2009). Self-oriented and socially prescribed perfectionism: Differential relationships with intrinsic and extrinsic motivation and test anxiety. *Personality and Individual Differences, vol. 47,* S. 423–428.

Stowell, J.R., Tumminaro, T. & Attarwala, M. (2008). Moderating effects of coping on the relationship between test anxiety and negative mood. *Stress and Health, vol. 24,* S. 313–321.

Supplee, L.H., Skuban, E.M., Shaw, D.S. & Prout, J. (2009). Emotion regulation strategies and later externalizing behaviour among European American and African American children. *Development and Psychopathology, vol. 21(2),* S. 393–415.

Swanson, S. & Howell, C. (1996). Test anxiety in adolescents with learning disabilities and behavior disorders. *Exceptional Children, vol. 62(5),* S. 389-397.

Tan, P.Z., Forbes, E.E., Dahl, R.E., Ryan, N.D., Siegle, G.J., Ladouceur, C.D. & Silk, J.S. (2012). Emotional Reactivity and Regulation in Anxious and Nonanxious Youth: A Cell-Phone Ecological Momentary Assessment Study. *Journal of Child Psychology and Psychiatry, vol. 53(2),* S. 197–206.

Tottenham, N., Hare, T.A. & Casey, B.J. (2011). Behavioral assessment of emotion discrimination, emotion regulation, and cognitive control in childhood, adolescence, and adulthood. *Frontiers in Psychology, vol. 2,* S. 1-9.

Tottenham, N., Hare, T.A., Quinn, B.T., McCarry, T.W., Nurse, M., Gilhooly, N., Milner, A., Galvan, A., Davidson, M.C., Eigsti, I.-M., Thomas, K.M., Freed, P., Booma, E.S., Gunnar, M., Altemus, M., Aronson, J. & Casey B.J. (2010). Prolonged institutional rearing is associated with atypically larger amygdala volume and difficulties in emotion regulation. *Developmental Science, vol. 13(1),* S.46-72.

Ulich, D. (2003). Gegenstandsbestimmung und Fragestellung der Emotionspsychologie. In: P. Mayring & D. Ulich (Hrsg.), *Psychologie der Emotionen* (S.45-83). Stuttgart: Kohlhammer Verlag.

Urhahne, D., Chao, S.-H., Florineth, M.L., Luttenberger, S. & Paechter, M. (2010). Academic self-concept, learning motivation, and test anxiety of the underestimated student. British *Journal of Educational Psychology, vol. 81,* S. 161–177.

Veenman, M.V.J., Kerseboom, L. & Imthorn, C. (2000). Test Anxiety and metacognitive Skillfulness: Availibility versus Produciton Deficiencies. *Anxiety, Stress, Coping, vol. 13,* S. 391-412.

Wacker, A., Jaunzeme, J. & Jacksztat, S. (2008). Eine Kurzform des Prüfungsängstlichkeitsinventars TAI-G. *Zeitschrift für Pädagogische Psychologie, vol.* 22(1), S. 73–81.

Wadlinger, H.A. & Isaacowitz, D.M. (2011). Fixing our focus: Training attention to regulate emotion. *Personality and Social Psychology Review, vol. 15(1),* S. 75–102.

Wager, T.D., Davidson, M.L., Hughes, B.L., Lindquist, M.A. & Ochsner, K.N. (2008). Neural mechanisms of emotion regulation: Evidence for two independent prefrontal-subcortical pathways. *Neuron, vol. 59(6),* S. 1037–1050.

Waldinger, R.J. & Schulz, M.S. (2010). Facing the Music or Burying Our Heads in the Sand?: Adaptive Emotion Regulation in Midlife and Late Life. *Research in Human Development, vol. 7(4),* S. 292–306.

Waligora, K. (2003). Neue Testverfahren. *Praxis der Kinderpsychologie und Kinderpsychiatrie, vol. 52(6),* S. 465-467.

Walter, H., Kalckreuth, A.v., Schardt, D., Stephan, A., Goschke, T. & Erk, S. (2009). The Temporal Dynamics of Voluntary Emotion Regulation. PLoS ONE, vol. 4(8), e6726.

Waters, S.F., Virmani, E.A., Thompson, R.A., Meyer, S., Raikes, H.A., Jochem, R. (2009). Emotion Regulation and Attachment: Unpacking Two Constructs and Their Association. *Journal of Psychopathology and Behavioral Assessment, vol. 32,* S.37–47.

Watson, D.C. & Sinha, B. (2008). Emotion Regulation, Coping, and Psychological Symptoms. *International Journal of Stress Management, vol. 15(3),* S. 222–234.

Weems, C.F. & Pina, A.A. (2010). The Assessment of Emotion Regulation: Improving Construct Validity in Research on Psychopathology in Youth—An Introduction to the Special Section. *Journal of Psychopathology and Behavioral Assessment, vol. 32,* S. 1–7.

Williams, L.E., Bargh, J.A., Nocera, C.C. & Gray, J.R. (2009). The Unconscious Regulation of Emotion: Nonconscious Reappraisal Goals Modulate Emotional Reactivity. *Emotion, vol.* 9(6), S. 847–854.

Wills, S. & Leathem, J. (2004). The Effects of Test Anxiety, Age, Intelligence Level, and Arithmetic Ability on Paced Auditory Serial Addition Test Performance. *Applied Neuropsychology, vol. 11(4),* S. 178–185.

Wiltink, J., Glaesmer, H., Canterino, M., Wölfling, K., Knebel, A., Kessler, H., Brähler, E. & Beutel, M.E. (2011). Regulation of emotions in the community: suppression and reappraisal strategies and its psychometric properties. *GMS Psycho-Social-Medicine, vol. 8,* S.1-12.

Wong, S.S. (2008). The Relations of Cognitive Triad, Dysfunctional Attitudes, Automatic Thoughts, and Irrational Beliefs with Test Anxiety. *Current Psychology, vol. 27,* S. 177-191.

Wren, D.G. & Benson, J. (2004). Measuring Test Anxiety in Children: Scale Development and internal Construct Validation. *Anxiety, Stress, Coping, vol. 17(3),* S. 227-240.

Zeidner (1998). Test anxiety: the state of the art. Berlin: Springer Verlag.

Zeidner, M. & Schleyer, E.J. (1998). Test Anxiety in intellectually gifted School Students. *Anxiety, Stress, Coping, vol. 12,* S. 163-189.

Internetquellen:

Hayes, A.F. (2012). My Macros and Code for SPSS and SAS. Zugriff am 20.06.2012 unter: http://www.afhayes.com/spss-sas-and-mplus-macros-and-code.html.

Langer, W. (2000). Die Analyse von Paneldaten im Rahmen des Mehrebenenmodells. Die Schätzung von Wachstumsmodellen („growth curves"). Zugriff am 26.03.2012 unter: http://www.soziologie.uni-halle.de/langer/multilevel/skripten/hlmpanel1b.pdf.

Paulus, C. (2009). Die „Bücheraufgabe“ zur Bestimmung des kulturellen Kapitals bei Grundschülern. Zugriff am 15.03.2012 unter: http://psydok.sulb.uni-saarland.de/volltexte/2009/2368/.

Scheibe, A.-K. (2009). Entwicklung und Validierung eines Fragebogens zur Erfassung von Emotionsregulationsstrategien im Lern- und Leistungskontext. Zugriff am 17.03.2012 unter: http://tuprints.ulb.tu-darmstadt.de/1334/1/Diplomarbeit_Anne-Kathrin_Scheibe_ Fragebogen_Emotionsregulationsstrategien.pdf.

Anhang

Fragebogen Anhang I

Dieser Teil des Fragebogens wurde an jedem der sieben Tage verschickt. Erhoben wurden die Prüfungsangst des jeweiligen Tages sowie die verwendeten Emotionsregulationsstrategien.

Sehr geehrte/r Versuchsteilnehmer/in,

Willkommen beim Fragebogen zum Thema "Emotionsregulation bei Prüfungsangst". Dies ist der erste von sieben kurzen Fragebögen. Er ist als einziger Fragebogen ein wenig länger, da er neben Ihrer Prüfungsangst und Ihrem Umgang damit, auch noch soziodemographische Daten und verbundene Konstrukte erhebt. Die Bearbeitungszeit beträgt trotzdem nur etwa 15 min.

Ich möchte Sie darauf hinweisen, dass beim Ausfüllen der Fragebögen jede Ihrer Antworten wertvoll ist und dass es keine richtigen oder falschen Antworten gibt. Ich bitte Sie, die Fragen vollständig und genau durchzulesen und sie in der hier dargelegten Reihenfolge zu beantworten. Denken Sie nicht zu lange über ihre Antworten nach, sondern antworten Sie einfach spontan aus dem Bauch heraus. Kreuzen sie bitte bei einer Frage mit zwei Antwortmöglichkeiten das an, was für Sie eher zutrifft. Ihre Daten werden mit Sorgfalt behandelt und an niemanden weitergegeben.
Vielen Dank für ihre Mithilfe!

B.A. Robin Junker

Weiter

Impressum

Robin Junker
Gneisenaustraße, 3
07743 Jena

Kontakt:

Telefon:+49 (0) 163 / 481 07 34
E-Mail: robin.junker@uni-erfurt.de

7. Geben Sie bitte an, inwiefern die folgenden Aussagen heute auf Sie zutrafen!

	Eigentlich nie	Gelegentlich	Häufig	Eigentlich immer
Ich dachte daran, was passiert, wenn ich schlecht abschneide.	○	○	○	○
Das Herz schlug mir bis zum Hals.	○	○	○	○
Ich war zuversichtlich.	○	○	○	○
Ich wurde in meinem Gedankengang beim Lernen unterbrochen, weil mir etwas Nebensächliches einfiel.	○	○	○	○
Ich machte mir Gedanken über mein Abschneiden.	○	○	○	○
Ich hatte ein beklemmendes Gefühl.	○	○	○	○
Ich war überzeugt, dass ich gut abschneiden werde.	○	○	○	○
Ich dachte an andere Dinge und wurde dadurch beim Lernen abgelenkt.	○	○	○	○
Ich dachte über die Konsequenzen eines möglichen Misserfolges nach.	○	○	○	○
Ich fühlte mich unbehaglich.	○	○	○	○
Ich wusste, dass ich mich auf mich selbst verlassen kann.	○	○	○	○
Mir schossen beim Lernen plötzlich Gedanken durch den Kopf, die mich blockierten.	○	○	○	○
Ich fragte mich, ob meine Leistung ausreicht.	○	○	○	○
Ich fühlte mich ängstlich.	○	○	○	○
Ich machte mir Sorgen ob ich auch alles schaffe.	○	○	○	○

Weiter

8. Wie haben Sie sich verhalten, als heute negative Gefühle bezüglich der Prüfung entstanden sind?

	fast nie	selten	manchmal	oft	fast immer
Ich habe versucht die Situation zu verändern, die dieses Gefühl in mir auslöst.	○	○	○	○	○
Ich behielt dieses Gefühl für mich und ließ mir nach außen hin nichts anmerken	○	○	○	○	○
Ich versuchte das Ganze von der positiven Seite zu sehen.	○	○	○	○	○
Ich bemühte mich das zu verändern, was dieses Gefühl in mir auslöst.	○	○	○	○	○
Ich bemühte mich, meine Gefühle nach außen zu verbergen.	○	○	○	○	○
Ich fragte jemand anderen, ob er/sie mir dabei hilft, das zu verändern, was dieses Gefühl in mir auslöst.	○	○	○	○	○
Ich sagte mir, dass ich eigentlich auf mein Können vertrauen kann.	○	○	○	○	○
Ich konzentrierte mich auf etwas, das mir leichter fällt.	○	○	○	○	○
Ich tat etwas anderes als zu lernen.	○	○	○	○	○
Ich überlegte, welche Ursachen es hat, dass ich mich so fühle.	○	○	○	○	○
Ich zeigte offen, wie ich mich fühle.	○	○	○	○	○
Ich versuchte nicht darüber nachzudenken.	○	○	○	○	○
Ich redete mit jemandem über meine Gefühle.	○	○	○	○	○
Ich zog mich zurück.	○	○	○	○	○
Ich habe an Dinge gedacht, die mir ein positives Gefühl geben.	○	○	○	○	○
Ich habe das Lernen lange aufgeschoben und fange erst damit an, wenn die Zeit wirklich drängt.	○	○	○	○	○
Ich überlegte, ob hinter diesem Gefühl vielleicht ein anderes Gefühl steckt, das mir nicht bewusst ist, und versuche es aufzudecken.	○	○	○	○	○
Ich machte mir bewusst, dass es in meiner Hand liegt welche Gefühle ich habe, und wie intensiv ich sie erlebe.	○	○	○	○	○

Weiter

9. Wie haben Sie sich verhalten, als heute negative Gefühle bezüglich der Prüfung entstanden sind? (Fortsetzung)

	fast nie	selten	manchmal	oft	fast immer
Ich versuchte die Gedanken darüber zu verdrängen.	○	○	○	○	○
Ich machte mir klar, dass dieses eine Prüfungsergebnis nicht so wichtig ist.	○	○	○	○	○
Ich redete mit jemandem, der in einer ähnlichen Situation ist wie ich.	○	○	○	○	○
Ich dachte, dass ich unfähig bin.	○	○	○	○	○
Ich wollte allein sein.	○	○	○	○	○
Ich versuchte mich zu entspannen.	○	○	○	○	○
Ich versuchte meine Situation distanziert zu betrachten.	○	○	○	○	○
Ich tat so als ginge es mir gut.	○	○	○	○	○
Ich suchte Verständnis bei anderen.	○	○	○	○	○
Ich dachte, dass ich in Zukunft nur noch schlechter bewertet werde.	○	○	○	○	○
Ich redete mit niemandem.	○	○	○	○	○
Ich machte Etwas, das mir Spaß macht.	○	○	○	○	○
Ich dachte darüber nach, was ich an der Situation verändern könnte, die dieses Gefühl in mir auslöst.	○	○	○	○	○
Ich dachte, dass ich in Zukunft wieder besser bewertet werde.	○	○	○	○	○
Ich tat etwas, das ich gut kann, um mich besser zu fühlen.	○	○	○	○	○
Ich überlegte mir, dass ich Prüfungen nicht so wichtig nehmen sollte.	○	○	○	○	○
Ich überlegte mir, wie ich mit der Situation am besten umgehen soll.	○	○	○	○	○
Ich dachte, dass ich besser zurecht komme als viele andere.	○	○	○	○	○
Ich trank Alkohol.	○	○	○	○	○
Ich nahm zur Beruhigung Medikamente.	○	○	○	○	○
Ich aß Süßigkeiten.	○	○	○	○	○
Ich legte mich schlafen.	○	○	○	○	○
Ich rauchte eine Zigarette.	○	○	○	○	○

Weiter

Fragebogen Anhang II

Dieser Teil des Fragebogens wurde nur am ersten Tag verschickt. Erhoben wurden die erinnerte bisherige Leistung im Prüfungsbereich, das allgemeine lern- und fähigkeitsbezogene Selbstkonzept, das fachspezifische Selbstkonzept, die erwartete Leistung sowie den Grad der Leistung, die den Proband zufrieden stellen wird, die Wichtigkeit der Prüfung und der Attributionsstil bei imaginiertem Erfolg und Misserfolg. Außerdem wurden soziodemographische Daten erhoben.

1. Bisherige Leistung im Prüfungsbereich.

Wie war Ihre bisherige Leistung im Prüfungsbereich auf einer Notenskala?

1 (Sehr gut)	2	3	4	5	6 (Ungenügend)
○	○	○	○	○	○

2. Bitte beantworten Sie die folgenden Fragen im Hinblick auf Ihre allgemeinen Fähigkeiten!

	Stimme gar nicht zu				Stimme voll und ganz zu
Ich bin begabt.	○	○	○	○	○
Etwas Neues zu lernen fällt mir schwer.	○	○	○	○	○
Ich bin sehr intelligent.	○	○	○	○	○
Ich kann wenig.	○	○	○	○	○
Mir fallen viele Aufgaben leicht.	○	○	○	○	○

3. Bitte beantworten Sie die folgenden Fragen über Ihr Verhältnis zum Prüfungsfach oder Prüfungsbereich!

	Stimme gar nicht zu				Stimme voll und ganz zu
Ich bin für das Prüfungsgebiet begabt.	○	○	○	○	○
Im Prüfungsgebiet etwas Neues zu lernen fällt mir schwer.	○	○	○	○	○
Ich bin sehr intelligent, was das Prüfungsgebiet angeht.	○	○	○	○	○
Ich kann im Prüfungsgebiet wenig.	○	○	○	○	○
Im Prüfungsgebiet fallen mir die Aufgaben leicht.	○	○	○	○	○

Weiter

4. Ihre Erwartungen:

	sehr gut 1	2	3	4	5	ungenügend 6
Was glauben Sie, mit welcher Note Sie bei dieser Prüfung abschneiden werden?	○	○	○	○	○	○
Mit welcher Note wären Sie bei dieser Prüfung zufrieden?	○	○	○	○	○	○

	Gar nicht wichtig						Sehr wichtig
Wie wichtig ist Ihnen das Abschneiden in der Prüfung?	○	○	○	○	○	○	○

5. Nehmen wir an, Sie würden bei der Prüfung gut abschneiden.

Was wäre der Hauptgrund dafür?

	Völlig abhängig von anderen Personen						Völlig abhängig von mir
Hat der Grund Ihres guten Abschneidens eher etwas mit Ihnen zu tun oder eher etwas mit anderen Personen oder den Umständen?	○	○	○	○	○	○	○

	Wird niemals wieder präsent sein						Wird immer präsent sein
Würde dieser Grund auch bei zukünftigen Prüfungen präsent sein?	○	○	○	○	○	○	○

	Beeinflusst nur diese bestimmte Situation						beeinflusst jede Situation meines Lebens

Beeinflusst dieser Hauptgrund nur Ihre Prüfungsleistung oder beeinflusst er auch andere Lebensbereiche? ○ ○ ○ ○ ○ ○ ○

6. Nehmen wir an, Sie würden bei der Prüfung schlecht abschneiden.

Was wäre der Hauptgrund dafür?

	Völlig abhängig von anderen Personen						Völlig abhängig von mir
Hat der Grund Ihres schlechten Abschneidens eher etwas mit Ihnen zu tun oder eher etwas mit anderen Personen oder den Umständen?	○	○	○	○	○	○	○

	Wird niemals wieder präsent sein						Wird immer präsent sein
Würde dieser Grund auch bei zukünftigen Prüfungen präsent sein?	○	○	○	○	○	○	○

	Beeinflusst nur diese bestimmte Situation						beeinflusst jede Situation meines Lebens
Beeinflusst dieser Hauptgrund nur Ihre Prüfungsleistung oder beeinflusst er auch andere Lebensbereiche?	○	○	○	○	○	○	○

Weiter

10. Welches Geschlecht haben Sie?

- ○ weiblich
- ○ männlich

11. Wie alt sind Sie?

Ich bin ☐ Jahre

12. Welchen Bildungsabschluss haben Sie?

Bitte wählen Sie den höchsten Bildungsabschluss, den Sie bisher erreicht haben.

- ○ Schule beendet ohne Abschluss
- ○ Noch Schüler
- ○ Abschluss der polytechnischen Oberschule
- ○ Volks-, Hauptschulabschluss, Quali
- ○ Mittlere Reife, Realschul- oder gleichwertiger Abschluss
- ○ Abgeschlossene Lehre
- ○ Fachabitur, Fachhochschulreife
- ○ Abitur, Hochschulreife
- ○ Fachhochschul-/Hochschulabschluss
- ○ Anderer Abschluss, und zwar: ☐

13. Was machen Sie beruflich?

☐ | ☐ Ich bin noch Schüler bzw. in der Ausbildung

14. Wie viele Bücher haben Ihre Eltern zu Hause?

Sehr wenige				Sehr viele	Keine Angabe
○	○	○	○	○	○

15. Möchten Sie zu dieser Befragung noch etwas anmerken?

Wenn Ihnen während der Teilnahme an dieser Befragung etwas negativ auffiel, wenn die Fragen an einer Stelle nicht klar waren oder Ihnen die Beantwortung unangenehm war – bitte schreiben Sie uns kurz ein paar Stichworte dazu.

Weiter

Fragebogen Anhang III

Dieser Teil des Fragebogens wurde nur am letzten Tag verschickt. Erhoben wurde die erhaltene Bewertung bezüglich der erbrachten Prüfungsleistung. Für den Fall, dass der/die Proband/in nicht sofortig über die Prüfungsleistung Auskunft geben konnte, wurde die Auswahl „Ich habe noch keine Bewertung erhalten" hinzugefügt. Bei den Versuchspersonen, die jene Option ausgewählt hatten, wurde die erhaltene Rückmeldung im Nachhinein in Erfahrung gebracht.

1. Leistung im Prüfungsgebiet.

	1 (Sehr gut)	2	3	4	5	6 (Ungenügend)	Ich habe noch keine Bewertung erhalten
Wie fiel ihre Prüfung aus?	○	○	○	○	○	○	○

Weiter

Autorenprofil

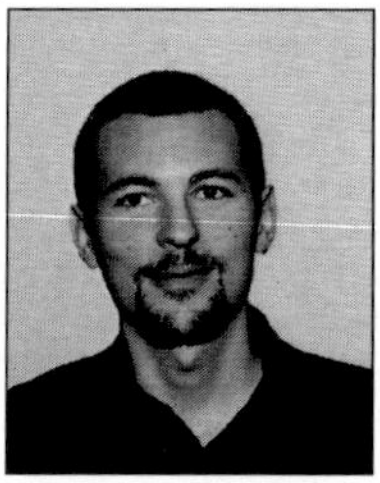

Robin Junker, M.Sc. Psychologie, wurde 1988 in Mönchengladbach geboren. Er absolvierte zunächst den Bachelor of Arts Studiengang Erziehungswissenschaften und Psychologie in Jena, um anschließend seinen M.Sc., im psychologischen Bereich der Universität Erfurt abzuschließen. Zurzeit ist er als psychologischer Berater in einer Drogenberatungsstelle tätig. Während seines Studiums konzentrierte er sich fortwährend auf pädagogisch-psychologische Inhalte. Da er selbst im Bereich der Lehre tätig war, fiel ihm auf, wie viele Personen unter Prüfungsangst leiden. Diese Feststellung animierte in dazu, sich weiterhin mit dem Thema auseinander zu setzen und zu klären, inwiefern Menschen in der Lage sind, ihre Prüfungsangst zu beeinflussen.